We will try!

高齢者リハビリテーションと介護

決定の自立を支える100のヒント

備酒伸彦
BISHU Nobuhiko

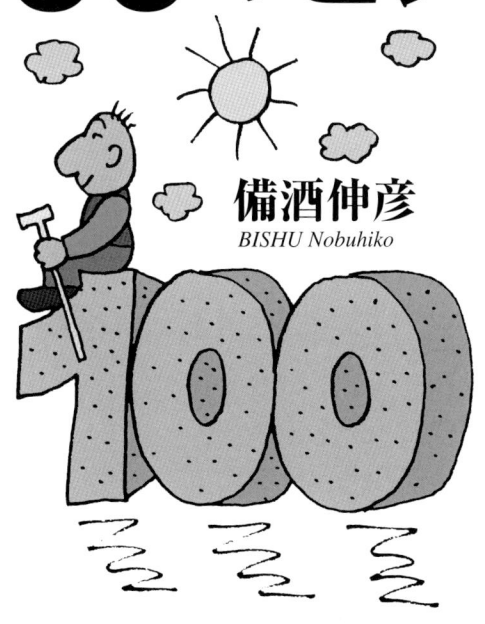

三輪書店

序　文

　私が理学療法士として仕事を始めた1980年代は，「病院に閉じこめられた高齢者」，「寝たきり高齢者」，「床ずれまみれの高齢者」といった言葉が飛び交うとんでもない時代でした．私も当時，「40人部屋」としか呼べないような老人病棟を見たことがあります．
　ところがどうでしょう，たった30年ほどの間に世の中は様変わりしました．
　今や，いよいよ最期の時期を除いて，病院に閉じこめられたままということはありません．畳の色が変わるほどの寝たきりを見ることはありません．脳卒中を患った高齢者が床ずれになることも当たり前ではなくなりました．
　高齢者リハビリテーションや介護をとりまく環境は明らかに良い方に変わっています．「酷い目にあう高齢者を見たくない」という市民一人一人の意識が集まって世の中を変えていったのだと思います．そしてそれを具体的に支えたのが，高齢者リハビリテーションや介護に関わった人たちです．
　さて，それではこれから私たちは何をすればよいのでしょうか．
　本書では「やればできる」ということを合い言葉に，これからの高齢者リハビリテーションと介護を具体的に考えていきます．
　第1章では，高齢者リハビリテーションと介護の「歴史」を振り返りながら，将来を見通すヒントを考えます．
　第2章では，人の生活を支援するときに陥りがちな「思いこみ」に焦点を当てて，幅広い視点で仕事をするヒントを考えます．
　第3章では，「人はなぜ動くのか」ということについて，たくさんの事例から学んだヒントを整理します．
　第4章では，誰もが大切だと言いながらなかなか実現できない「チームワーク」を実現するためのヒントを考えます．
　第5章では，私たちにとって欠くことのできない「技術」について，必要な技術とそれを身につけるためのヒントを考えます．
　第6章では，一人一人の生活を支えるという北欧のケア現場を眺めながら，「自立」を支援するためのヒントを考えます．
　第7章では，人の暮らしを劇的に変える「福祉用具と住宅改修」をうまく活用するヒントを考えます．
　第8章では，人の「生活習慣や行動」がどのように変わるかということに焦点をあてて，リハビリテーションや介護に関わるまとめのヒントとしたいと思います．

　毎日毎日が床ずれとの戦いであった頃，ケアマネジャーが家に駆けつけ，ホームヘルパーの手で日に何度もベッドから起き上がり，デイサービスの送迎車が走り回る世の中ができあがること

を，私は想像することさえできませんでした．でも，それは現実のものになりました．

「やればできる」，高齢者リハビリテーションや介護という人の生活に関わる現場にいる皆様にこそこの自信をもっていただき，そして，さらに充実したサービスを実現いただけることを願って，本書の序といたします．

2008年6月

備酒　伸彦

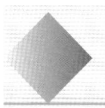# 本書の読み方・使い方

　私は，理学療法士として22年間，高齢者リハビリテーションと介護の現場で仕事を重ねてきました．前半の11年間は医療機関で，後半の11年間は地域リハビリテーションの現場で仕事をしてきました．

　医療リハビリテーションの現場では，高齢者に特有の身体機能に深く関わることができました．地域リハビリテーションの現場では，エアロビクスを楽しむような高齢者から，身体に障害のある方まで，幅広く日常の生活場面でご一緒することができました．

　本書は，このような幸運な機会に恵まれて知ることのできた"高齢者リハビリテーション"と"高齢者介護"の知恵を，「100のヒント」としてまとめたものです．

　高齢者リハビリテーション，高齢者介護に関わる皆様にお読みいただきやすいように，一話完結で100項目について整理してあります．

　拾い読み，通読，ご自由にお読みいただき，皆さまご自身が考えるヒントになれば幸いです．

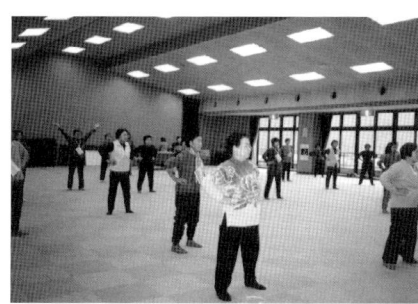 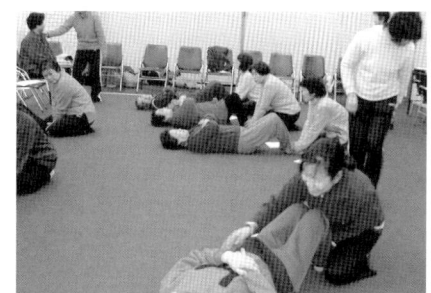

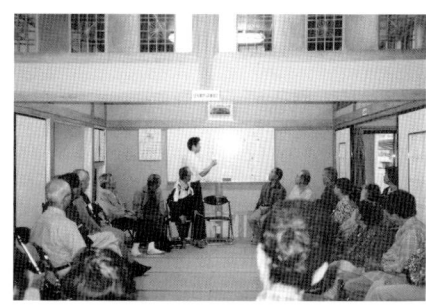 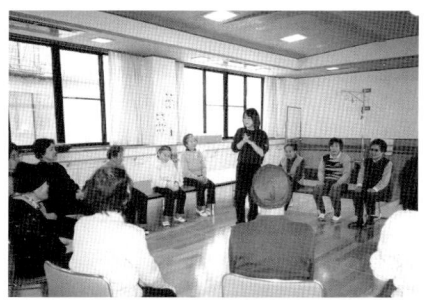

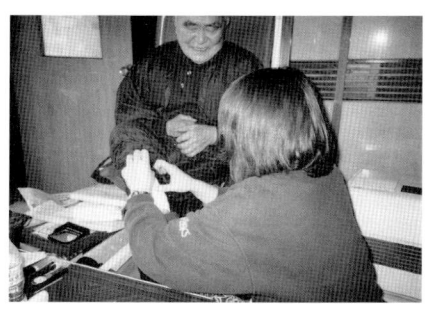 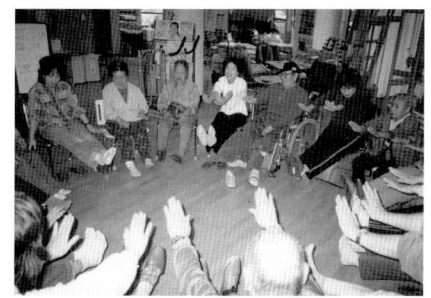

高齢者リハビリテーションと介護
――決定の自立を支える *100* のヒント――

■■■ 目　次

第1章　「治す」のか「支える」のか

- ◆ヒント〉*1*　介護は「治す」か「支える」か？ ── 1
- ◆ヒント〉*2*　リハビリテーションは「治す」か「支える」か？ ── 2
- ◆ヒント〉*3*　「治す」か「支える」かをもう少し詳しく ── 3
- ◆ヒント〉*4*　変わる高齢者リハビリテーション・介護（褥瘡の手当が中心だった頃）── 4
- ◆ヒント〉*5*　変わる高齢者リハビリテーション・介護（褥瘡の手当が無くなった今）── 5
- ◆ヒント〉*6*　変わる高齢者リハビリテーション・介護（生物ケアから人のケアへ）── 6
- ◆ヒント〉*7*　時代の変遷（リハビリテーション・介護がなかった時代）── 7
- ◆ヒント〉*8*　時代の変遷（リハビリテーション・介護が生まれ育つ時代）── 8
- ◆ヒント〉*9*　頼りにされ始めた介護 ── 9
- ◆ヒント〉*10*　枠組みはできている ── 10
- ◆ヒント〉*11*　美味しい料理から考える普通の大切さ ── 11
- ◆ヒント〉*12*　普通の中にある配慮 ── 12
- ◆ヒント〉*13*　やっぱり普通が一番！── 13
- ◆ヒント〉*14*　普通を実現するために ── 14
- ◆ヒント〉*15*　そろそろ日本も ── 15
- ◆ヒント〉*16*　笑ってする仕事 ── 16
- ◆ヒント〉*17*　片づける！── 17
- ◆ヒント〉*18*　認知症ときれいな空間 ── 18

第2章　思いこみ

- ◆ヒント〉*19*　「はい，チーズ」は正しいか？── 19
- ◆ヒント〉*20*　高齢者の好きなテレビ番組は？── 20
- ◆ヒント〉*21*　高齢者は経済弱者？── 21
- ◆ヒント〉*22*　高齢者はお金を使わない？── 22
- ◆ヒント〉*23*　目線を合わせる？── 23
- ◆ヒント〉*24*　言ったことは伝わっている？── 24
- ◆ヒント〉*25*　机や椅子にコマを付けてみました？── 25
- ◆ヒント〉*26*　こうやって靴を履きます？　（広い概念の大切さ）── 26
- ◆ヒント〉*27*　概念？　（広い概念の大切さ）── 27
- ◆ヒント〉*28*　延びた手すり？　（概念を広げる―データ駆動型処理）── 28
- ◆ヒント〉*29*　なんのために歩いているの？　（概念を広げる―人に相談する）── 29
- ◆ヒント〉*30*　患者様という言葉を疑ってみる（疑ってみることの大切さ）── 30
- ◆ヒント〉*31*　ここはどこ？　（疑ってみることの大切さ）── 31

第3章　人を動かすもの

- ◆ヒント〉*32*　この人はどんな暮らし？　①── 32

◆ヒント〉33　この人はどんな暮らし？　② —— 33
◆ヒント〉34　なぜKさんは動いているの？ —— 34
◆ヒント〉35　元気にする家族，ダメにする家族 —— 35
◆ヒント〉36　人の生活機能は何で決まる？ —— 36
◆ヒント〉37　牛小屋の奇跡 —— 37
◆ヒント〉38　窓ガラスの奇跡 —— 38
◆ヒント〉39　時期に応じたリハビリテーション・介護 —— 39
◆ヒント〉40　適時・適切なリハビリテーションの大切さ —— 40

第4章　チームワーク

◆ヒント〉41　チームワークがあった時代 —— 41
◆ヒント〉42　互いを認め，役割を果たす —— 42
◆ヒント〉43　プライドとメンツ —— 43
◆ヒント〉44　チームの表と裏 —— 44
◆ヒント〉45　権威の勾配 —— 45
◆ヒント〉46　人と相談することの大切さ —— 46
◆ヒント〉47　人の意見を聞けますか？ —— 47
◆ヒント〉48　お団子とチームワーク —— 48
◆ヒント〉49　チームワークは応えることから —— 49
◆ヒント〉50　チームワークを築くのは自分から —— 50

第5章　技術が大切

◆ヒント〉51　コーヒーカップを描いてください —— 51
◆ヒント〉52　技術って何？ —— 52
◆ヒント〉53　アセスメントの技術 —— 53
◆ヒント〉54　アセスメントで見えてくる —— 54
◆ヒント〉55　アセスメントでこんな効果が！ —— 55
◆ヒント〉56　アセスメントを省かない！ —— 56
◆ヒント〉57　うまく座ることの大切さ —— 57
◆ヒント〉58　うまく座る①—長く寝ている人が座るために —— 58
◆ヒント〉59　うまく座る②—体が反り返る人が座るために —— 59
◆ヒント〉60　うまく座る③—足底をしっかり床につける —— 60
◆ヒント〉61　うまく座る④—体重を左右均等にかける —— 61
◆ヒント〉63　うまく座る⑤—車いすを調節する（座面） —— 62
◆ヒント〉63　うまく座る⑥—車いすを調節する（フットプレート） —— 63
◆ヒント〉64　うまく座る⑦—椅子の高さと机の高さで嚥下も変わる —— 64
◆ヒント〉65　嚥下—その他の技術 —— 65
◆ヒント〉66　具体的に技術を発揮する —— 66
◆ヒント〉67　当たり前の技術を的確に —— 67
◆ヒント〉68　難しいことは人に聞く —— 68

- ◆ヒント〉69　人に伝える技術①—主は拒否された？——— 69
- ◆ヒント〉70　人に伝える技術②—言葉で伝える難しさ ——— 70
- ◆ヒント〉71　アップアップは成功の元 ——— 71
- ◆ヒント〉72　練習すればうまくなる ——— 72

第6章　北欧のケア現場から自立について考える

- ◆ヒント〉73　行為の自立・決定の自立 ——— 73
- ◆ヒント〉74　決定の自立を支援する①—シャットダウンは最後に ——— 74
- ◆ヒント〉75　決定の自立を支援する②—赤い色に導かれる ——— 75
- ◆ヒント〉76　決定の自立を支援する③—今は何をする時間？——— 76
- ◆ヒント〉77　決定の自立を支援する④—分かりやすい説明 ——— 77
- ◆ヒント〉78　決定の自立を支援する⑤—手を出しすぎない ——— 78
- ◆ヒント〉79　決定の自立を支援する⑥—帰属意識をもてる空間 ——— 79
- ◆ヒント〉80　決定の自立を支援する⑦—落ち着ける空間 ——— 80
- ◆ヒント〉81　決定の自立を支援する⑧—落ち着けるケア ——— 81
- ◆ヒント〉82　決定の自立を支援する⑨—使いたくなるサービス ——— 82
- ◆ヒント〉83　決定の自立を支援する⑩—スタッフは宝物 ——— 83

第7章　福祉用具・住宅改修について考える

- ◆ヒント〉84　怖い爪切り ——— 84
- ◆ヒント〉85　雄弁に物語る写真 ——— 85
- ◆ヒント〉86　福祉用具に強くなるコツ①—試してみる ——— 86
- ◆ヒント〉87　福祉用具に強くなるコツ②—並べて比べてみる ——— 87
- ◆ヒント〉88　福祉用具に強くなるコツ③—はかってみる ——— 88
- ◆ヒント〉89　具体的な提案が実を結ぶ ——— 89
- ◆ヒント〉90　サービス利用者とスタッフの関係 ——— 90
- ◆ヒント〉91　世界を変える福祉用具 ——— 91
- ◆ヒント〉92　失敗①—頼ってしまった見過ごし ——— 92
- ◆ヒント〉93　失敗②—広がったことによる見過ごし ——— 93

第8章　人の生活習慣・行動が変わる

- ◆ヒント〉94　アフォーダンス ——— 94
- ◆ヒント〉95　自己効力感（セルフエフィカシー） ——— 95
- ◆ヒント〉96　行動を変える三原則 ——— 96
- ◆ヒント〉97　禁煙と罰刺激・褒め刺激 ——— 97
- ◆ヒント〉98　スモールステップの原則 ——— 98
- ◆ヒント〉99　過剰学習の効果 ——— 99
- ◆ヒント〉100　100番目のヒント ——— 100

装丁：石原雅彦

第1章　「治す」のか「支える」のか

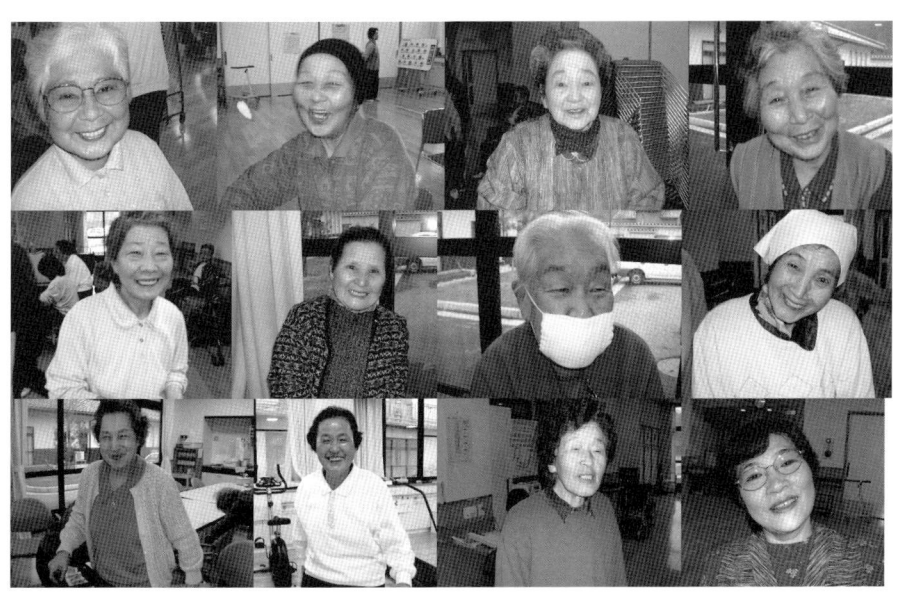

ヒント 1. 介護は「治す」か「支える」か？

　もちろん，介護は「支える」です．

　こんなことは誰も分かっているはずですが，案外，介護の現場では「治す」が優先して扱われます．

　ホームヘルパーの研修会で「こういう人の足はどうやったら動くようになりますか」という問いに度々出会います．もちろん，治せるものは治せばよいのです．ただし，それは介護が担うものではありません．

　治すことは医療の仕事という整理をしておいた方が，よりよい介護に結びつきます．

　適切な介護や環境整備により，サービス利用者が安心して意欲を持って動くようになり，結果的に身体の障害が治ったというのは大歓迎です．

　このような結果を生むためにも，聞きかじりの「治療」ではなく，しっかりとした介護技術を身につける必要があります．その意味でも「介護は支えるもの」という明確な視点を持つ必要があります．

　「治す」が崇高で，「支える」が一段下にあるなどという考えは間違いです．

　熱を出した赤ん坊を抱きしめているお母さんを思い浮かべてみて下さい．お母さんは薬を処方して熱を下げることはできませんが，抱きしめて支えるお母さんがいるからこそ，赤ん坊は命長らえ，健康を取り戻し，すくすくと育っていくのです．

> 　介護は「支える」ものであるということ，そしてそれは，人が生きる上で不可欠なものであるということは，高齢者リハビリテーション・介護に関わる者の出発点として覚えておきたいところです．

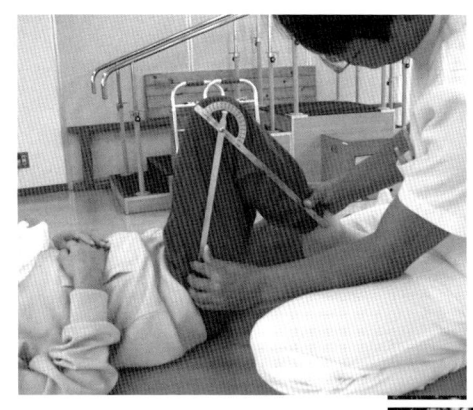
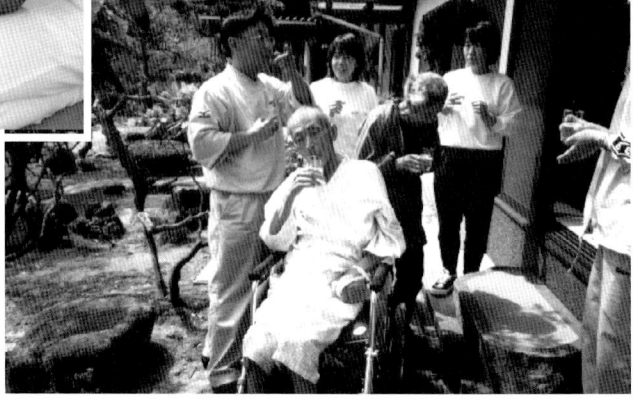

ヒント 2. リハビリテーションは「治す」か「支える」か？

　リハビリテーションには「治す」と「支える」の両面があります．

　脳卒中を例にすると，発症直後から，損なわれた体の機能を回復し再獲得するという，治療としてのリハビリテーションが始まります．

　その段階がある程度進めば，治療と併せて，座る，立ち上がる，歩くといった基本動作の練習が始まり，それは日常生活活動（ADL）や日常生活関連活動（IADL）のトレーニングへと進んでいきます．

　多くの場合，このあたりまでのリハビリテーションが医療機関で行われて退院となり，家での暮らしが始まります．

　家に帰ってもリハビリテーションは続くわけですが，当然，医療機関でおこなわれるものとは考え方も方法も異なります．

　家では，杖や車椅子といった福祉用具や，使いやすい住まいの整備，それらを使いこなす練習などにより「生活をする機能」の獲得が中心に進められ，それには，快適に暮らす工夫も含まれます．

> 　リハビリテーションには大きく分けて，「身体機能の回復」と「生活機能の獲得」という二つの目的と方法があります．在宅ではこの両者が絡みあうリハビリテーションが必要です．前者は「治す」，後者は「支える」ということになるでしょう．
> 　また，その人がその人らしく生きる意欲を持てるような環境づくりまでが，リハビリテーションに含まれるということも忘れてはなりません．

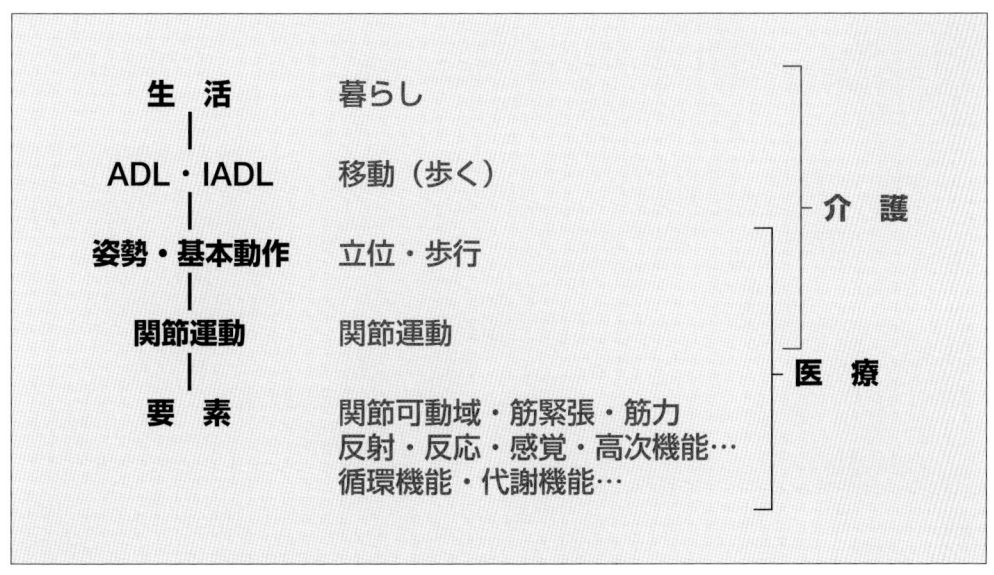

ヒント 3．「治す」か「支える」かをもう少し詳しく

　図は人の生活を順番に細かく見ていったものです．
　生活をするためには ADL・IADL（日常生活活動・日常生活関連活動）が必要で，ADL・IADL が実現されるためには，姿勢や基本動作が必要，そのためには関節運動が必要で，関節運動は様々な要素によって成り立っているということを示したものです．中央の列には，移動という ADL に含まれる「歩く」ことを例に示してあります．
　このように生活を段階的に捉えると，介護と医療の守備範囲が見えてきます．
　　・介護は，姿勢・基本動作，ADL・IADL，生活に渡る範囲が得意分野
　　・医療は，姿勢・基本動作，関節運動，要素に関する範囲が得意分野ということです．

　さて，ここで注意しておかないといけないのは，わが国の「介護」は始まったばかりであるということです（ヒント 7・ヒント 8 参照）．専門家による介護がなく，家族によるお世話を「医療」が助けていた時代が最近まで続いていたということです．
　市民にとって，専門家による介護が現実的なものになってきたのは，2000 年の介護保険からであるということは憶えておく必要があります．

　「生活」の成り立ちから，介護と医療の守備範囲をみてみました．
　わが国では，つい最近まで「介護」が担うべき範囲も「医療」が助けていました．
　介護に関わる専門家たちが，しっかりとした技術をもって，人を支える介護を生み出していく時代は始まったばかりです．

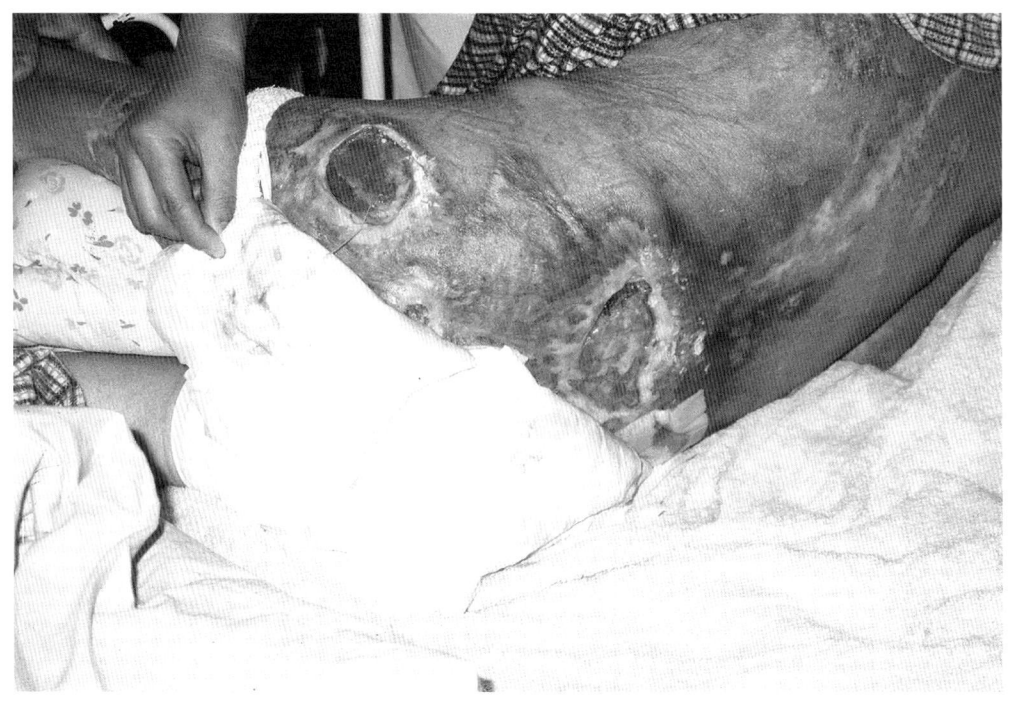

ヒント 4. 変わる高齢者リハビリテーション・介護
（褥創の手当が中心だった頃）

　高齢者介護に関わるスタッフが集まる研修会で，褥創の写真を示して，「このような褥創を前にして仕事をしたことのある方？」と聞くと，手が挙がるのはせいぜい1割程度です．

　高齢者介護の現場では，今や，褥創に関わる問題が極めて少なくなったことを物語る事実です．ところがほんの10年前，1990年代の前半頃までは，脳卒中になれば寝たきり，寝たきりになれば褥創をつくってしまうというのが当たりでした．

　もちろんその頃は，日常生活の自立へ向けたトレーニングなど夢のまた夢です．褥創の手当が，主に家族の手によって続けられていたわけです．

　この頃の高齢者介護と今を見比べると，たった10年のほどの間にとても素晴らしい世の中になったことを感じます．

　そして，この変化は私たちに「やればできる」ということを教えてくれています．褥創に毎日出会っている頃，いつかこの褥創が無くなるなどとは想像もできませんでした．ところが，それは現実のものとなりました．

> 「いくら難しい課題であっても，しっかりとした取り組みは必ず実を結ぶ．」ということを介護の歴史は教えてくれています．これからの高齢者リハビリテーション・介護を考えるために，過去を振り返ることも大切です．

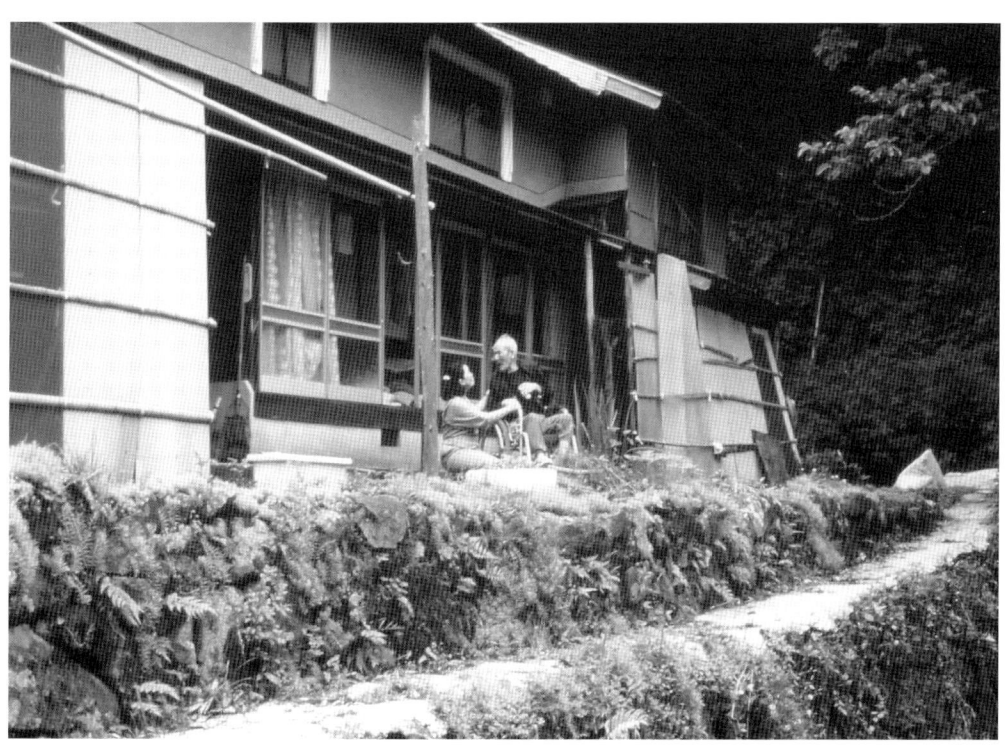

ヒント>5. 変わる高齢者リハビリテーション・介護
（褥創の手当が無くなった今）

　今や，脳卒中を患い退院した翌日には，体にちゃんと合った車椅子で庭先に座っていることが当たり前になりました．

　そして，その傍らには家族ではなく訪問看護師やホームヘルパーといったスタッフが寄り添っているわけです．

　この写真の男性も，もし20年ほど前なら庭先にはいなかったはずです．

　薄暗い部屋に敷かれた布団に横たわり，あっという間に褥創をつくってしまっていたことでしょう．

　しかしこのような姿もまだまだ安定して当たり前のものにはなっていません．

　寝たきり・褥創の時代から脱皮したとはいえいまだ日も浅く，油断をすると一昔前の悲惨な介護の世界へ逆戻りということにさえなりかねません．

　傷を治すことから，人の暮らしを支えるという質の高い高齢者リハビリテーション・介護へ様変わりした今こそ，それが安定して当たり前に提供できるサービスになるよう，ケアスタッフは自らの技量を磨き，サービスの質に目を配ることが大切です．

　何よりも大切なのは，サービス利用者の多様性に対応できる，ケアスタッフの見識の広さです．一所懸命に仕事をするが故に，目先のことだけに気を取られるのではなく，広く世の中の動きに目を向けることが必要です．

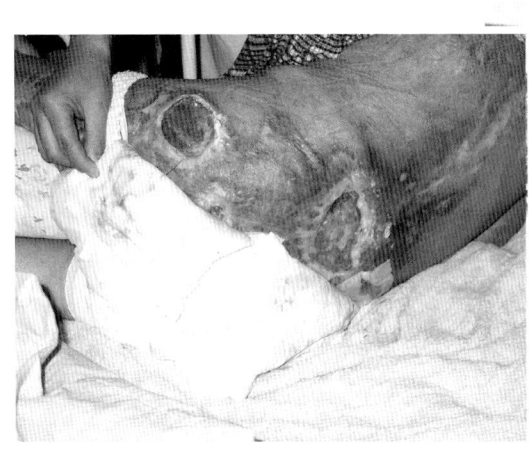
傷を治すという
生物レベルのケア

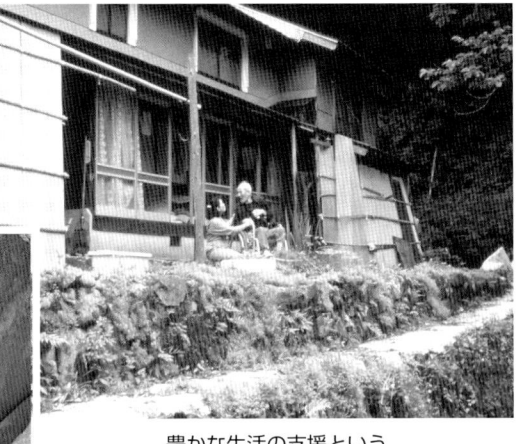
豊かな生活の支援という
人レベルのケア

ヒント6. 変わる高齢者リハビリテーション・介護
（生物ケアから人のケアへ）

　褥創に対するケアは生物レベルのケアということができます．それに対して，今，我々に求められているのは人レベルのケアです．

　一昔前は，「傷を作らない，傷を治すこと」が高齢者リハビリテーション・介護の目標であったしゴールでもありました．

　その時代を経て，今やその目標は，サービス利用者がその人らしく生きることのできるケア，その人の自己実現を支援するケアサービスが求められています．

　生物レベルのケアには一定の答えがあります．ところが人レベルのケアは多様性が広く，誰にも当てはまる「正解」というものはありません．すなわち，個々のケースに当たるたびにケアスタッフに「考えること」が求められます．

　この点で，一昔前と今では，高齢者リハビリテーション・介護の難しさが深まっていると言えます．

> 　恐れることはありません．無くなることなどあり得ないと思っていた褥瘡をも倒すこともできました．難しいことでも「やればできる」ということを信じることが力となります．
> 　本書では，多様性が求められる高齢者リハビリテーション・介護に対応するために，様々な事例を挙げながら，具体的にその方法について考えていきます．

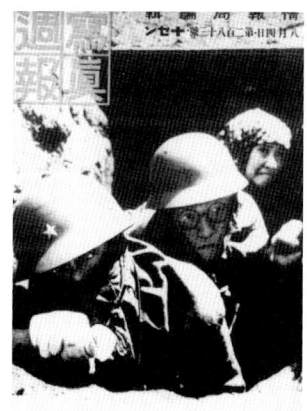

JACAR（アジア歴史資料センター）
Ref A06031087800
真週報 283 号（国立公文書館）

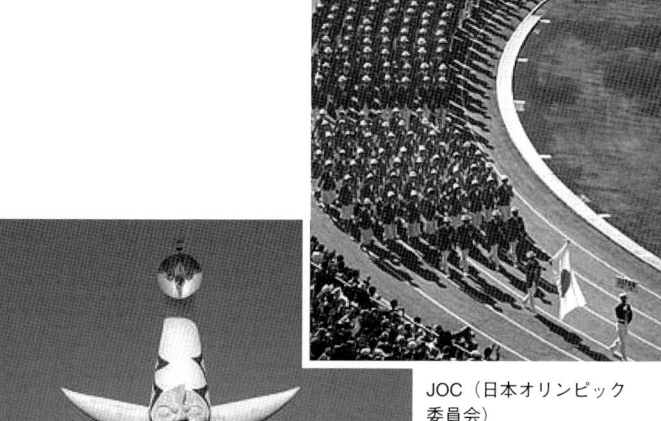

JOC（日本オリンピック委員会）

ヒント 7. 時代の変遷
（リハビリテーション・介護が無かった時代）

1920 年代，わが国の平均寿命は 44～45 歳でした．

また，脳卒中であれば発症後 1 週間程度で亡くなるという実体もありました．

即ち，この頃には「介護」はもちろん，「リハビリテーション」という発想自体が世の中にありませんでした．

1960 年代には半数が 75 歳の後期高齢者となるまで生存するようになり，この頃から高齢化問題が顕在化してきました．

それでも，当時は，介護が家庭の中の問題（お世話）として扱われ，社会的な課題としては認識されていませんでした（岡本祐三，「高齢者医療と福祉」，岩波書店，1996 年）．

1970 年代には，老人医療費の無料化とあいまって老人病院が多く出現し，その後約 20 年にわたって，本来は社会福祉サービスで受け止めるべきニーズを老人病院が受け止めることになりましたが，この仕組みは，劣悪な老人病院問題を生み破綻していきました．

1972 年に新潮社から刊行された『恍惚の人』（有吉佐和子著）を読むと，当時は，高齢者介護のすべてが家族に，もっとはっきり言えば「嫁のお世話に」委ねられていたことがわかります．このことは，「嫁」の介護負担の大きさを物語ると同時に，介護を受ける側には，良い介護を求めることが認められていなかったことも示しています．

> 1970 年頃までは，高齢者の介護は家族のお世話に委ねられていました．
> そこには，介護者にとっての「介護地獄」と，被介護者にとっての「寝たきり・褥創」の世界が当たり前のように広がっていました．二度とそのような悲劇を繰り返さないためにも，高齢者リハビリテーション・介護に関わるスタッフには重い責任があります．

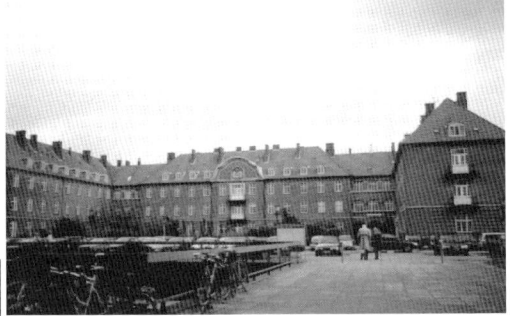

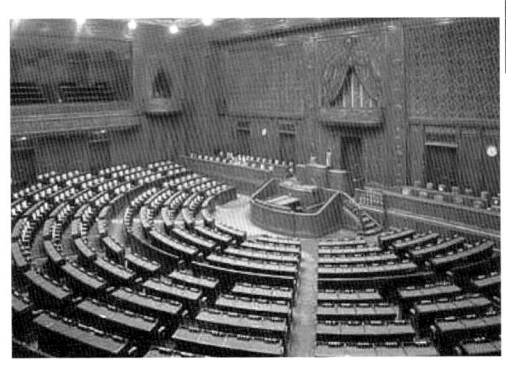

ヒント 8. 時代の変遷
（リハビリテーション・介護が生まれ育つ時代）

　1983年，私が理学療法士として就職した老人病院には，個室どころか「40人部屋」とも言えるよう酷い環境がありました．高齢者は増えるのにそれに対応する仕組みが追いついていないという点で，この頃が，わが国における老人介護の最も危機的な時代であったのかもしれません．

　このような状況を受けて，1989年にゴールドプランがスタートしました．

　ゴールドプランの実施にともない当時の厚生省は，全国の市町村に，将来にわたる高齢者の介護ニーズの推計とその対策を示す「市町村老人保健福祉計画」の策定を指示しました．

　これを受けて，当時3,300あった市町村はわが町の高齢者介護の現状をつぶさに調べることとなりました．

　これによって，家庭に押し込められていた介護問題が社会的な課題として一気に明らかになり，高齢者介護をただ家庭の問題とするのではなく，社会的なサービスとして提供しなければならないという動機が生まれ始めました．まさに，わが国において高齢者介護の幕が上がり始めたわけです．

　そして2000年には，戦後一貫してとられてきた「措置制度」から離れて，サービス利用者の権利性を認める「反対給付」の形をとる介護保険が登場しました．

> 「可哀想だから助けてあげる」という考え方を，「個人の権利として尊厳をもって生きること」を，社会が支える仕組みに変えた介護保険は，わが国における社会保障制度上の革命ともいえるものです．

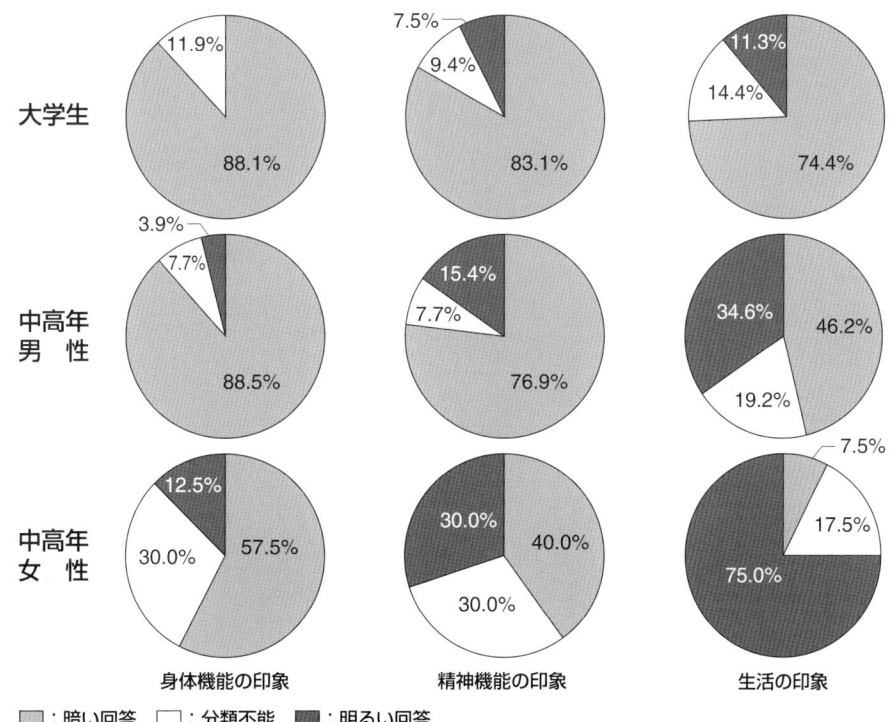

ヒント 9. 頼りにされ始めた介護

200名の大学生と100名の中高年者（55歳〜75歳）を対象にして，
「あなたが持っている，高齢者の身体機能に関する印象」
「あなたが持っている，高齢者の精神機能に関する印象」
「あなたが持っている，高齢者の生活に関する印象」を聞いた結果です．

自由筆記された回答を，暗い回答（例：高齢になると転倒する，呆ける，生活に自由が無い），明るい回答（例：健康に気をつけて益々元気，豊かな知識，優雅な生活），分類不能に分けて図に示しました．

大学生の多くが，暗い高齢者像を持っていることが分かります．中高年者の男性も暗い回答が目立つ結果です．ところが，中高年者の女性からは明るい回答が多く寄せています．

特に，中高年の女性が，「身体機能」「精神機能」は年齢と共にそれなりに衰えるものの，「生活」は大丈夫と考えているところが興味深いところです．即ち，介護地獄を知っている今の中高年女性たちが，高齢期の生活を明るく捉えているということです．

これは，介護に関心を持つ層が，今の介護を頼り始めた証でもあります．

年齢と共に体は衰えても，生活は大丈夫．ここに，介護に関わる専門家たちへの大きな信頼があることを知っておきたいと思います．

> 始まったばかりの介護ですが，介護に関心のある人たちからは既に信頼が寄せられ始めています．この信頼を励みに，さらに技術性の高い介護を目指したいものです．

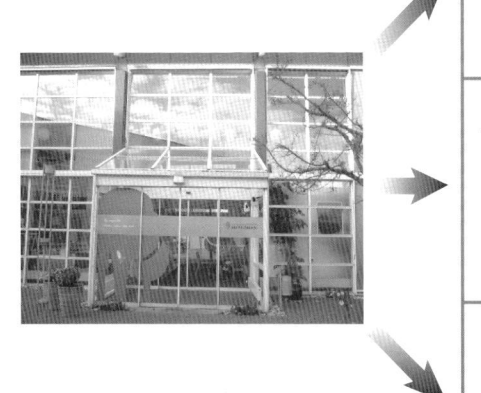

2F	**OT・PTによるリハビリテーション** （日本ではデイケアに相当）
1F	**レストランとアクティビティ** （日本ではデイサービスに相当）
BF	**補助器具倉庫** （日本では介護保険による 福祉用具給付・貸与）

ヒント 10. 枠組みはできている

　写真はデンマークの首都コペンハーゲン郊外にある高齢者サービスセンターです．

　1990年代初めにこの施設を訪れたときは，そのケアサービスの充実ぶりに，ただただ驚かされました．ところが，2004年に再訪したときは何か焦りのようなものを感じました．

　そうです，2004年にはわが国でも，この施設で行われているようなサービスはすべて揃っていたわけです．少なくとも，通所型のケアサービスの枠組みについては，福祉先進国と言われる北欧に追いついているということです．

　北欧を訪ねるたびに，「日本のケアサービスは捨てたものじゃないという」という感を強くします．

　しかし一方で，それだからこそもっと良い介護ができるんではないだろうかとも考えてしまいます．

> 　ケアサービスの枠組みは，北欧に肩を並べつつあります．
> 　その枠組みの中で，私たち現場に関わるスタッフが，高齢者リハビリテーションと介護をどのように考え，どのように進めていくのかという「ケア論」が問われています．
> 　ここからは，その「ケア論」を考えるためのヒントを書いていくことにしましょう．

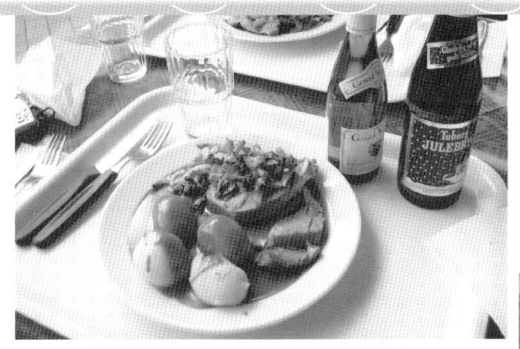
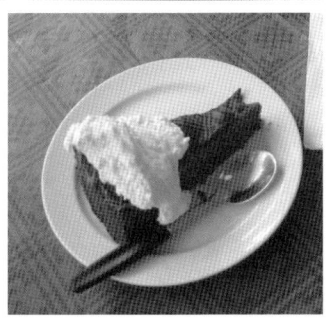
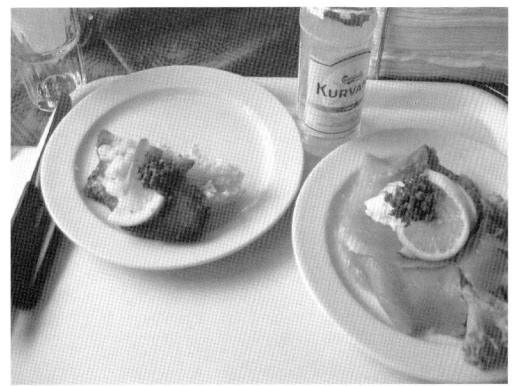

ヒント 11. 美味しい料理から考える普通の大切さ

　写真は，デンマークの高齢者サービスセンターで出されている食事です．日本に置き換えれば，デイサービスや特別養護老人ホームで出されている食事と言えます．

　メインディッシュは，子羊のローストにジャガイモと温野菜添え，スモークサーモンのオープンサンドに白身魚のフリッターと小エビのカクテル添えからお選びください．お好みでワインやビール，デザートにはチョコレートケーキはいかが？

　この違いをどのようにお感じになりますか．

　もちろん，文化の違う国の食事を褒めてわが国のサービスを卑下しようとは思いません．食事代が自己負担であるわが国で，すぐにこれが実現できるかという疑問もあります．

　ここで言いたいことはもっと大きなことです．この食事を眺めていると，介護に関する考え方に，わが国とデンマークの間に大きな違いがあるように思えてきます．

　その違いとは「普通」であることを大切にしているかどうかです．

　例えばわが国では，特別養護老人ホーム——の扉の外は普通の世界，内側は介護・福祉の世界という風な，明らかな区別があるように思います．そしてこれが介護サービスが普通であることをねじ曲げてしまっている原因ではないでしょうか．

　高齢になって，障害をもって，そして今までの普通とは違う世界で暮らさなければならない．これはとても怖いことだと思います．

　　いかに普通の暮らしの延長線上で人を支えることができるか．これは介護の中身を考えるときにとても重要なことです．そして，これが実現できれば，暗いイメージの介護が明るい色に変わっていく．

　　これは決して夢物語ではありません．また，制度が変わって実現できるものでもありません．まずは現場から，普通を大切にしていきたいものです．

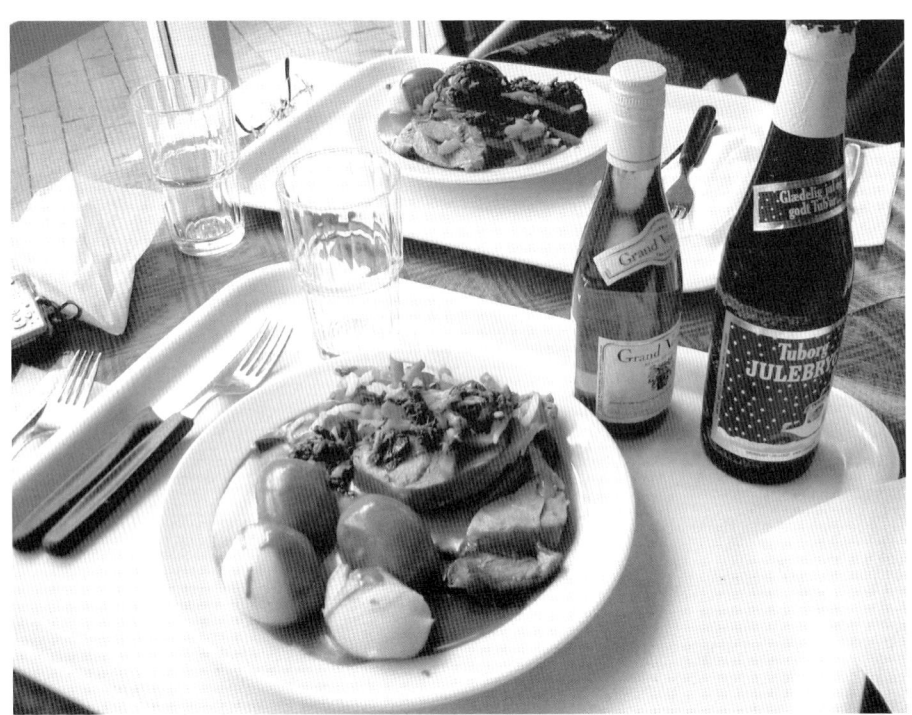

ヒント 12. 普通の中にある配慮

　ヒント11では普通であることの大切さを述べました.

　さて,それでは,誰でも普通にすれば支えることができるのか.もちろん,それは不可能です.私たちの前にいる高齢者や障害のある方を支えるためには,普通であることの上に十分な配慮が必要です.

　実は,ここで紹介している食事は,私が今まで食べた料理の中で最高ランクに位置づけられる「嚥下食」です.一見,豪華な一皿に見えるこの食事がです.

　子羊の肉は繊維が短くカットされ同じ方向に並んでいます.切り分けるときにナイフは不要です.それでも口に入れればしっかりとした食感を味わえます.そこにホクホクのジャガイモ,しっとりとした温野菜とソースが混ざり合いますから,10回ほど噛むと,舌の上にちゃんとした食塊ができあがります.「お見事!」と言うほかありません.

　このように,普通であることの上に,ちょっとした配慮を施すことで,とてもうまく介護が進むことがあります.もちろんこれは食事に限ったことではありません.

> 　例えば,「噛むことが難しい人に,冷めた白身魚を刻んで出している.」それにはどんな意味があるのかな? と考えることから様々な工夫や配慮が生まれてきます.今まで正しいと思いこんでいたことが,とんでもないことだっと気づくことさえあるかもしれません.
> 　毎日関わっている仕事だからこそ,頭の中に「?」を浮かべてみる.これはとても大切なことです.

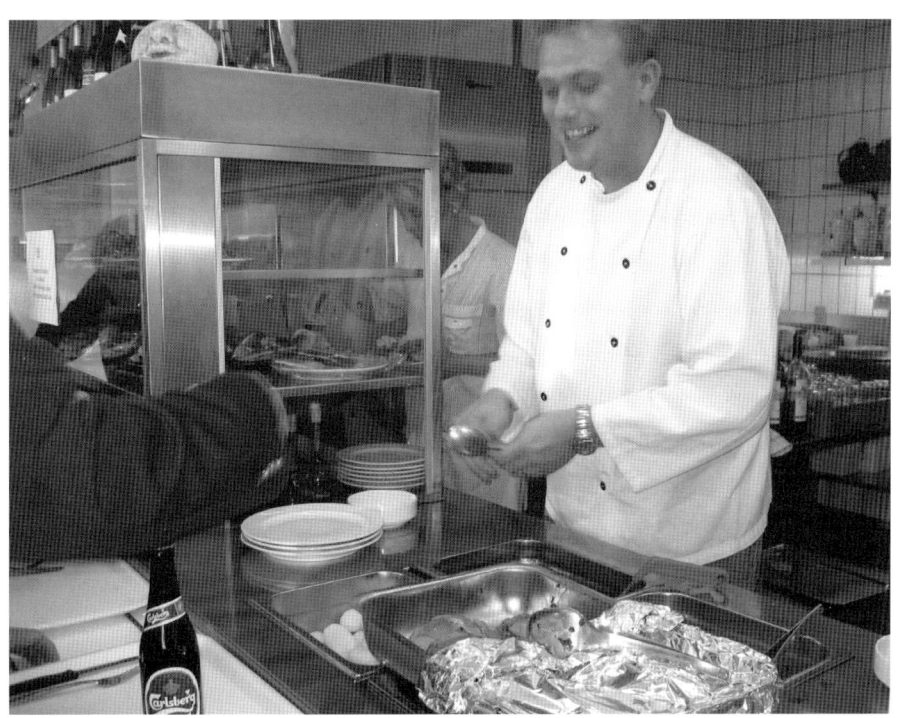

ヒント 13. やっぱり普通が一番！

　食事をサービスする人がコックさんの姿である．これだけで食事のおいしさが上がるような気がします．

　わが国の現実に目を向ければ，いきなり「ジャージにエプロンはやめましょう」とは言えないかもしれません．

　しかし，いつまでもジャージにエプロンで良いのかと言われれば，絶対にNOです．

　私が関わっていた特別養護老人ホームで，職員のユニホームについて議論になったことがあります．私はジャージ反対派（というかユニホーム反対派），一方，現場を良く知る事務長はジャージ擁護派です．事務長の主張は「ユニホームの洗濯，職員の衛生管理などからユニホームは不可欠」というものでした．

　よく議論をしました．時間もかけて，職員のほぼ全員とも議論をしました．

　そして結局，この施設ではジャージユニホームをやめて，綿パンにポロシャツのユニホームへと変わりました．

　とても大きな進歩だと思います．みんなで議論して「普通」であることを考えて，具体的に目に見える姿を変えたわけです．

> 　こんな変化が色々なところで起こることが，わが国の介護を素晴らしいものにしていく大きな力になります．
>
> 　そして，その変化は，現場のみなさんの工夫や議論以外から生まれることはありません．

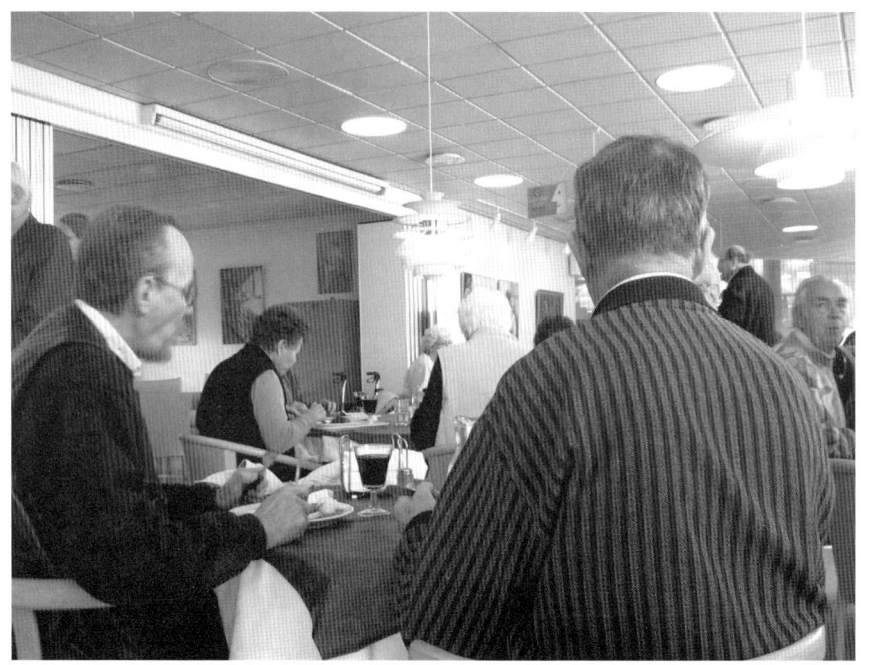

ヒント 14. 普通を実現するために

　写真は，普通でありながら見事に配慮の行き届いた食事が供されている高齢者サービスセンターの食事風景です．

　わが国のデイサービスセンターの風景と比べて，大きな差があるのに気づかれるでしょうか．そうです，この施設では，障害のない一般の高齢者も食事を楽しんでいるのです．

　これは，デンマークとわが国の通所型サービスの考え方の大きな違いです．デンマークでは，このような施設は，年金受給者であれば格安の料金で使うことができます．もちろん，私たちのように外国から訪れた者も料金を払えば同じサービスを使うことができます．

　すなわち，施設を利用する側にも壁がない．地域の高齢者層がそのまま，この施設で食事を楽しんでいるわけです．

　これは普通であることを実現する上で大きな力になります．残念ながらわが国では，障害の有無，それどころか障害の程度によってさえ枠組みが決められていますから，そこで仕事をする現場のスタッフは，どうしても一部の層の人とばかり接することになり，それが偏ったサービスを生む危険につながります．

　もちろん，障害があって，人前で食事をするのが嫌だと言う人のためには個室も用意されています．普通であることを前提に，配慮することの大切さが見えてきます．

　さて，偏ったサービスが生まれる危険のあるわが国の仕組みの中で，今，それを変えることのできるのは現場のスタッフの力だけです．現場にいる私たちが，時々は目の前の現場から目を移して，背伸びをして他の世界をキョロキョロ見渡してみる．これが，偏ったサービスから逃れる唯一の方法と言えます．

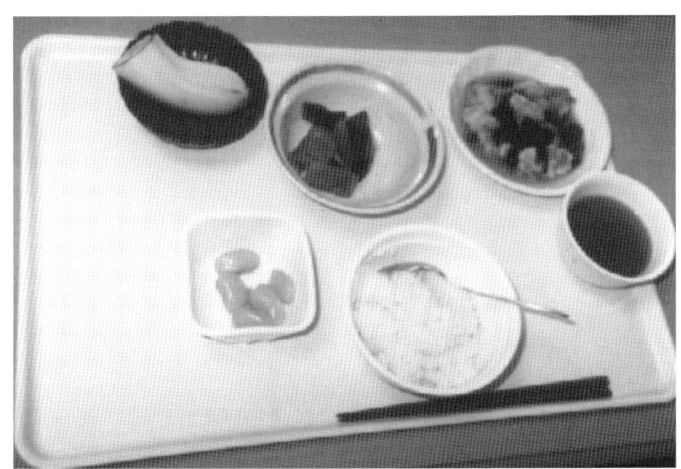

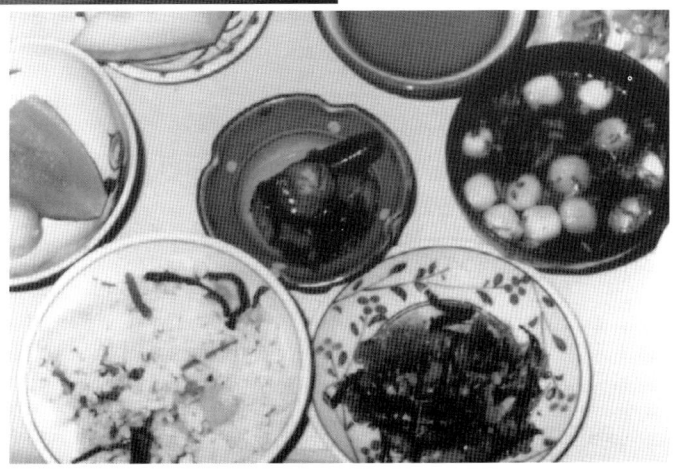

ヒント 15. そろそろ日本も

　何か，わが国のサービスの悪いところばかりを指摘しているようですが，決してそうではありません．

　わが国でも，写真のような素敵な食事が，言い換えれば素敵な介護が提供されていることも珍しくなくなりつつあります．

　ただし，そのためには現状の介護を見直して考えることが必要です．少なくとも，写真左上にあるような食事に言い訳の余地はありません．

　介護の現場には，現状をしっかりと批判して，良いものは良い，悪いものは変えていくという厳しさが求められているといえます．

　「頑張っている人や，その仕事は認めましょう」確かに小学生を育てるときにはその考えは正しいと言えます．しかし，私たちは介護の技術者としてのプロです．プロに求められるのは結果の責任です．

　もちろん，介護現場の人の頑張りはそれ自体が感動を呼びます．しかし，それだけではダメ．プロとして結果を問われることに誇りを持ちたいものです．

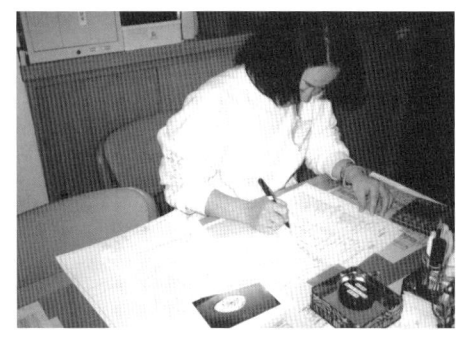
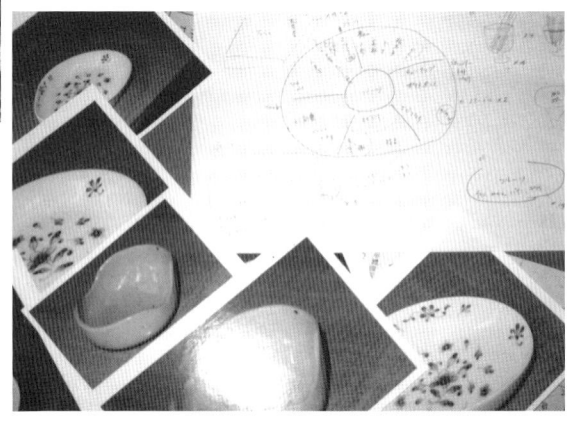

ヒント 16. 笑ってする仕事

　ヒント15でご覧いただいた素敵な食事を提供しているデイサービスでの出来事です．

　デイサービスの利用者と並んでご飯を食べながら，「ここの食事はいいですね〜」というと，予期しない答えが返ってきました．「うん，たしかに美味しい．ただ，皿数が多すぎて食べにくい．」「そうか，たしかにそうかもしれないなぁ」と思いながら，私は写真の栄養士に話をしにいきました．

　そして，2週間ほどしてその施設に行ってみると，その栄養士が待ち構えています．「あの話を聞いて，申し訳ないやら，ちょっと悔しいやらで」と言いながら，松花堂弁当の箱に皿をおいて，片手でも食べやすいような工夫を見せてくれました．もっと驚いたのは，お汁が混ざらないように間仕切りのある一皿盛りの皿を窯元に注文したという話でした．

　お見事としか言いようのないこの対応．そしてもっとすごいことは，この一連の関わりの中で，その栄養士は常にニコニコと笑っていたということです．

　人からの意見に耳を傾けるというのは，実際にはなかなか難しいことです．ましてや，よくやっている仕事に対しての意見です．それをニコニコと受け入れることができる．本当にすごい人に出会ったものだと思います．そんな人だからこそ，誰が見ても素敵な食事をデイサービスの中で実現できているのかもしれません．

　介護の現場にいると，疲れた顔に出会うことがよくあります．たしかに大変な仕事です．疲れること，思い悩むことも多い仕事です．

　そんなときに，少し胸を張ってニコニコとしてみる．たったこれだけのことで，思い悩みや，周りとのズレがどこかへ飛んでいってしまう．自分自身から明るく変わってみることが，介護の質を変える第一歩かもしれません．

「治す」のか「支える」のか　第1章

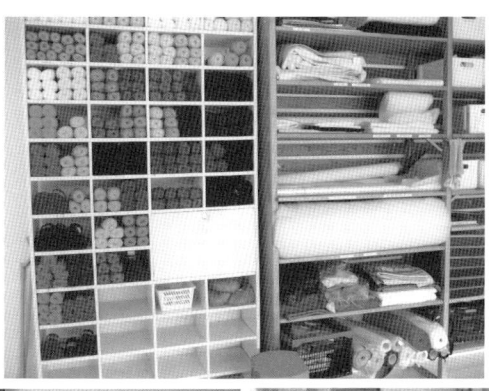

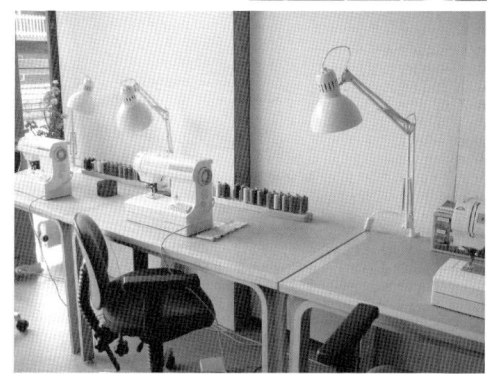 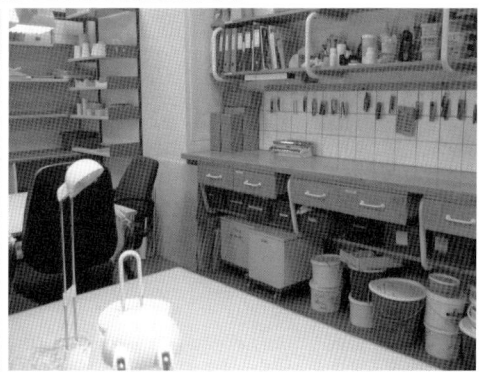

ヒント 17. 片づける！

　写真は，デンマークの高齢者サービスセンターの手芸などを楽しむ部屋です．きれいに片付けられた部屋や棚に気づかされます．

　この片付けには「認知症の方を混乱させないために」という明確な目的があります．

　認知症の方は，視覚や聴覚，臭いや温度などといった外からの刺激に敏感に反応します．静かな環境であればゆっくりものを考えることのできる人も，音楽が流れていたり，誰かが騒がしくしていると，私たちでは想像もできないほどの混乱に陥ることがあるようです．

　この部屋では，そのような混乱の素を少しでも減らすことを考えて片付けているわけです．

　さて，このように考えて，私たちの周りを見渡して見ると，色々と考え直すべきことがあるように思います．

　サービス利用者とはどのように話をしているだろうか，その時の部屋の環境はどうだろうか，利用者のスケジュールは本人に伝わっているだろうか…このようなことを，「混乱させない」という言葉と重ねて点検してみると，具体的な課題が見えてくるかもしれません．

　「車いすに座っている方とお話をするときは，しゃがんで，相手と目線を合わせて」という決めつけには大いに疑問があります．

　その決めつけは，こちら側の考え方を，振る舞いとして先方に押しつけているように思えるからです．「お相手が気持ち良いように話をする」というのが唯一の正解であると思うのですがいかがでしょうか．

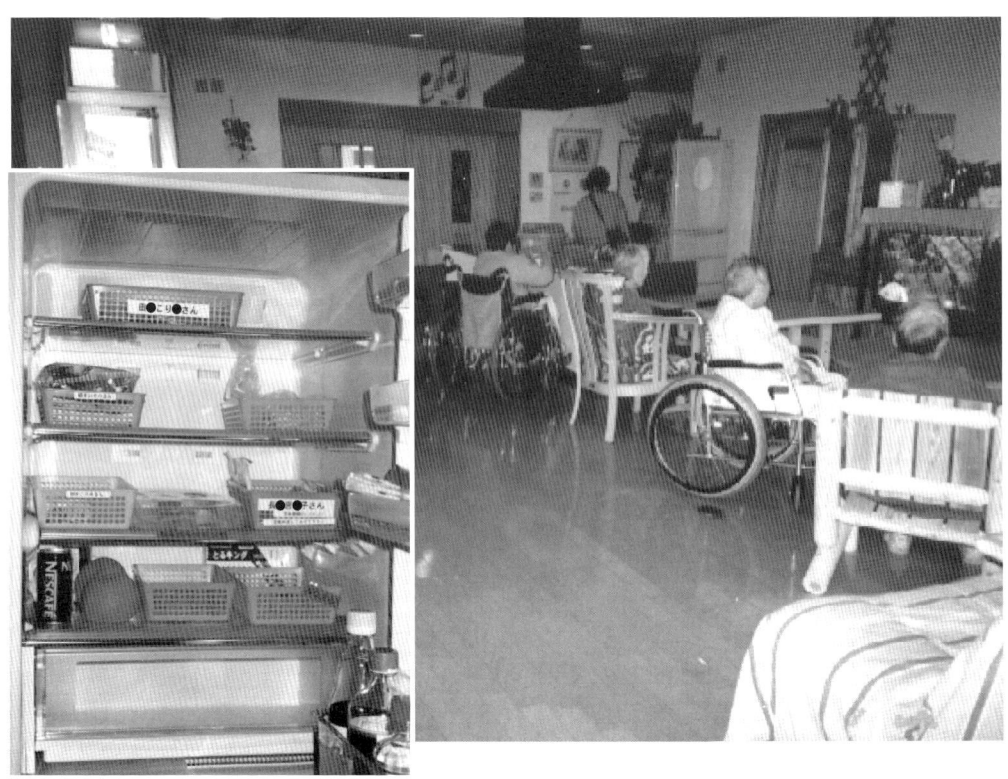

ヒント 18. 認知症ときれいな空間

　ヒント17の片づけるということを実践して，素晴らしい成果をあげている特別養護老人ホームがあります．

　この施設は先駆的にユニットケア，個室ケアを実現してきました．

　写真はその施設の認知症ユニットの風景です．車いすでも近づける場所に冷蔵庫が置かれているのが見えます．

　この施設を訪れて驚いたのは，その冷蔵庫に問題が起こらないという話を聞いたことです．認知症ユニットでは，このように手に届くところにある冷蔵庫にとかく問題が生まれがちというのはご存じのとおりです．ところが，ここでは問題が起こらない．

　その理由は簡単です．冷蔵庫が見事に片づけてあるということです．

　扉には使用者の名前が書いてあります．扉を開けると写真のように見事に整理されています．色違いのトレー，名前のカード，車いすの方のトレーは低い位置にという配慮が，利用者に明らかな安心感を与えているようです．

　「片づける」という日常的な行為にもちゃんとした意味があります．そして，その意味を考えて実践すると，他の方法では解決できなかったような大きな課題を，スッと解決してしまうこともあります．

　こんなことが周りにたくさんある介護に面白味は尽きません．

第2章　思いこみ

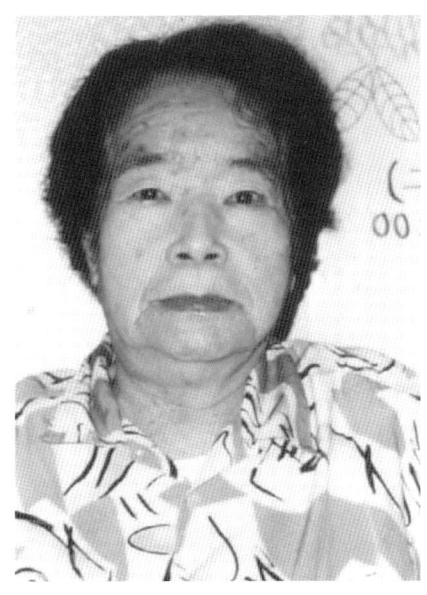

ヒント 19．「はい，チーズ」は正しいか？

　特別養護老人ホームの中を歩いていると，車いすに座った女性に「写真を撮って下さい」と声を掛けられました．「は〜い」とカメラを向けると，とても真面目な顔がファインダーの中にあります．不思議な気持ちで何度かシャッターを押したのですが…

　その後に聞いた彼女の言葉は忘れることができません．「ここでも写真はよく撮ってもらう，ただ，その度に"はい，笑って〜"と言われる．世話になっている人が笑えと言うからそうするけれど，一枚くらいちゃんとした顔の写真が欲しかった．」

　ドキッとしました．「私はこんなことにも気づかずに仕事をしてきたのか」という悲しい気持ちに包まれました．

　写真を撮ってくれと頼まれた側が「はい，チーズ」と声を掛けるのはごく普通のことだし，もちろんそこに悪意はありません．ところが，撮ってもらう当人はいつもいつも笑った写真が欲しいわけではありません．

　「写真を撮って差し上げよう，できれば笑顔の写真を」という思いが，善意であるがゆえに，写真を撮ってもらう当人の本心を押さえつけてしまっているとしたら，それはとても怖いことです．

　介護の現場には，常にこのような危険が潜んでいます．
　「人に関わるということは，それが善意であるものであっても，常に当事者を侵害するものである．」ということを忘れてはなりません．
　第2章では，そのような危険を少しでも減らして，良いリハビリテーションと介護を実現するために，「思いこみ」という言葉をキーワードにして考えていきます

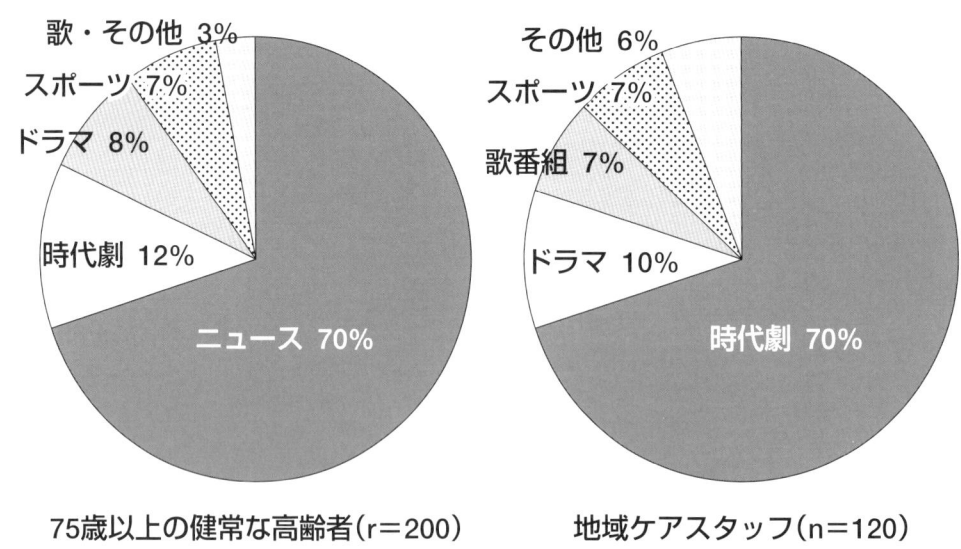

75歳以上の健常な高齢者(r＝200)　　地域ケアスタッフ(n＝120)

ヒント 20. 高齢者の好きなテレビ番組は？

　地域ケアスタッフに「高齢者の一番好きなテレビ番組は何だと思いますか」と問うと，「時代劇」という答えが返ってきます．そこで高齢者に「一番好きなテレビ番組は何ですか」と聞くと，「ニュース」という答えが多数を占めます．

　このギャップは大きいですね．このような思いこみは，善意によるとんでもない間違いを引き起こします．

　例えば，高齢者は時代劇が一番好きと信じて疑わないスタッフは，高齢者が集まれば，大きなテレビを用意して大音量で時代劇を流します．もちろん，時代劇を楽しむ方もいらっしゃるでしょうが，ニュースを見たい時もあれば，洋画が好きな人もいるでしょう．

　「思いこみ→信じて疑わず→仕事の中身を見直さず→同じメニューの繰り返し」という悪循環はどこかで断ち切る必要があります．

　これは，好きなテレビ番組に限った話ではありません．リハビリテーションや介護という「人に関わる仕事」では常に意識しておくべきことであるはずです．

> 　実はこんなこと，言われてみれば当たり前のことかもしれません．もしかしたら，簡単に気づくことでありながら，既成概念を変えるのが怖くて，意識的に目をつぶってしまっているのかもしれません．しっかり，見ることから良いリハビリテーションや介護が生まれることは明らかです．

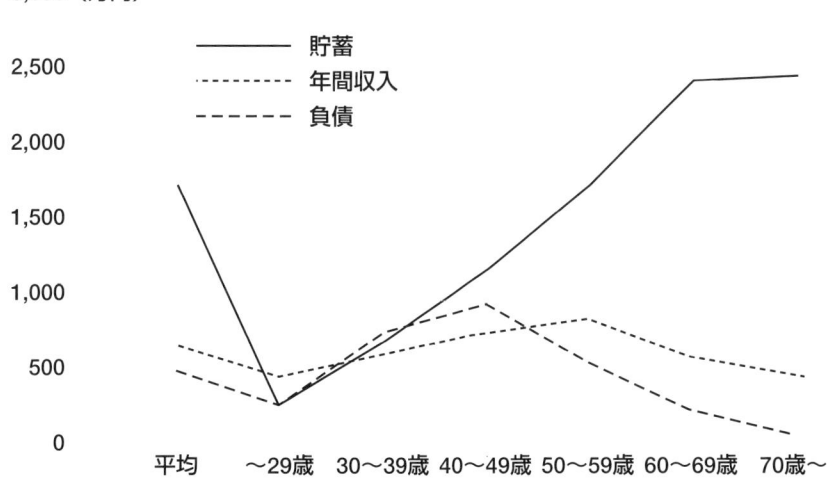

世帯主の年齢階級別貯蓄・負債額（平成18年平均）　平成19年5月15日公表　総務省統計局

ヒント>21．高齢者は経済弱者？

　図は，国が公表した世帯主の年代別貯蓄・収入・負債額をグラフにしたものです．

　世帯主が40歳代の家庭では，世帯の平均貯蓄額が1170万円，収入が770万円，家のローンなどの負債が950万円．それに対して70歳代の家庭では，貯蓄が2500万円，収入が480万円，負債は120万円という結果です．

　もちろんこういった統計資料には算数のトリックがつきもので，にわかに実感の湧かないものですが…　それでもはっきりわかることは，「高齢者は経済弱者だ」というのは根拠のない思いこみであるということです．

　ところが，研修会でこのような話をすると「私の知っている高齢者はお金が無くて困っている」といった，ややヒステリックな声に出会うことがあります．多分，その方のおっしゃることに嘘はないのでしょう．でも，それをもって「高齢者は経済弱者だ」と決めつけることには無理があります．

　何となく持ってしまっているイメージにとらわれた介護サービスは，結局はこちらの押しつけに過ぎないものかもしれません．

　正しく全体像を見て，その上で個別を考える．人に関わる私たちには，このような姿勢が求められているのだと思います．

　統計資料というものにはどうも実感が湧きませんが，出所がまともな資料であれば少なくとも嘘はありません．ただし，その資料の読み方には注意が必要です．いつ，誰が，何のために作った資料なのかはもちろん，例えば，示されている数字が平均値なのか，最頻値（最も多く現れる数値）なのか，中央値（全体の中央にくる値）なのかなどについては気をつけて見る必要があります．

　その上で，資料を眺めることは，思いこみを追い出して個々をしっかり見るためにとても有効なことです．

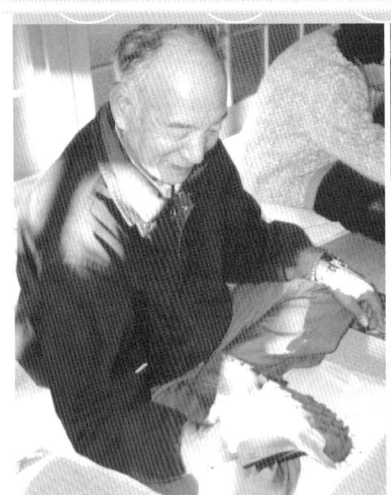
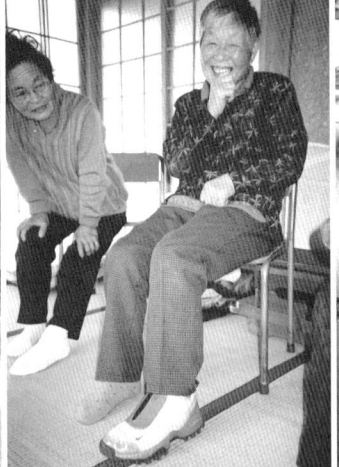
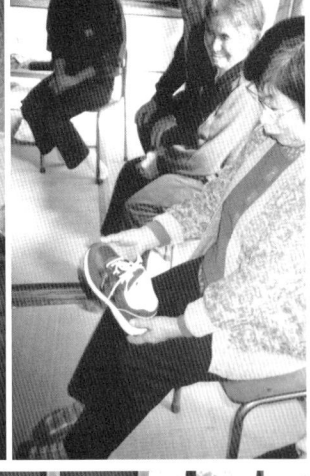
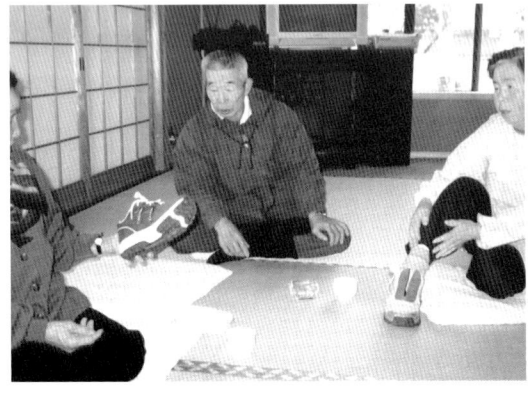

ヒント 22．高齢者はお金を使わない？

　さて，経済のことをもう少し身近な話しから考えてみましょう．

　私が老人クラブの集まりに出かけたときの話です．集まった方の履き物をみるとこれが良くありません．長い距離を歩く土地柄であるのに，足に優しくない靴やスリッパばかりです．

　そこで百聞は一見にしかず．私が履いていたナイキの靴と，同行の保健師が履いていたニューバランスの靴を参加者に見てもらうことにしました．70，80歳代の方にナイキとニューバランスです．正直に言ってあまり期待していたわけではありません．ところがどうして，靴を見る参加者の目は真剣そのもの，靴を手にとってしげしげと眺めています．値段が1万円前後であることを伝えてもその興味は変わりません．それどころか，「良い物なら値段が高いのは当たり前，是非，こういった靴が手にはいるように世話をしてくれ」と頼まれる始末です．

　いかがでしょう，今時の高齢者は自分のためにもちゃんとお金を使う．「良い物にお金を使う気持ちもあるし，お金もある．」ということです．

　ところがケア現場を見ると，どうも「高齢者はお金を使わない」「お金を使わせてはいけない」といった思いこみがあるような気がしてなりません．

> 　もちろん，良いものが安ければそれに越したことはありません．一方で「安かろう悪かろう」では困ります．私たち自身が，物の価値と値段を見る力をもった上で，勝手な思いこみ無くお相手に紹介することが大切です．

思いこみ　第2章

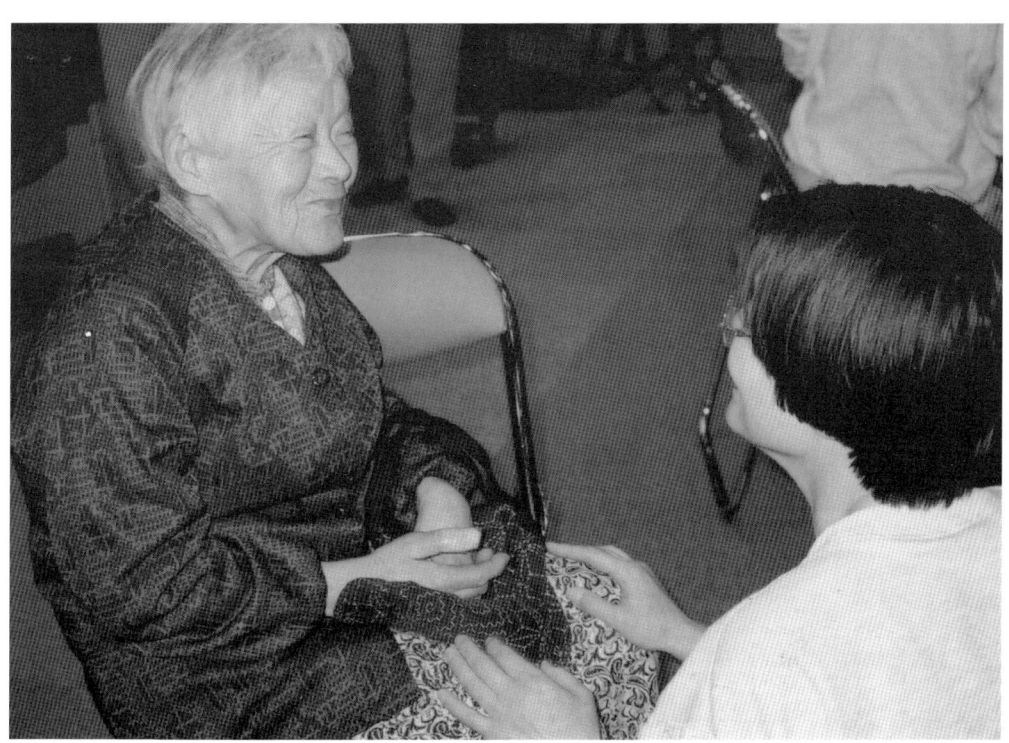

ヒント 23. 目線を合わせる？

「車いすに座っている方とお話をするときは，必ずしゃがんで目線を合わせて」といった研修に出会う度に，「あ～あ，なんて自分勝手な人なんだろう」と思ってしまいます．

お相手の気持ちは聞いてみないと分かりませんから，「必ずしゃがんで…」などというのはサービスを提供する側の勝手な思いこみによる押しつけのように感じるわけです．

では，どう言えば良いのか．簡単なことです．

「お相手が気持ちよいように話をしましょう．まずはしゃがんでご挨拶するというのも一つの方法ですね．」いかがでしょう，私はこれならスッキリするのですが．

何か細かなことをほじくり返しているようですが，相手合わせか，自分合わせなのかということは，ケアサービスを提供する際に常に考えておかねばならないことです．

あたかも相手を尊重しているようでいて，実は自分勝手な言動，これだけは是非とも追い出したいものです．

「笑顔で元気に挨拶をしましょう」小学生にこのようなことを教えることには反対しません．でも，大人に，ましてや様々な方に関わる私たちにとって，このような単純な話は通用しません．

特別養護老人ホームなどをお邪魔したときに，誰彼かまわず大声で明るく元気に挨拶をする同行者には閉口します．相手と自分の距離感，空気感を感じることができてはじめて人に関わるという仕事ができるように思います．

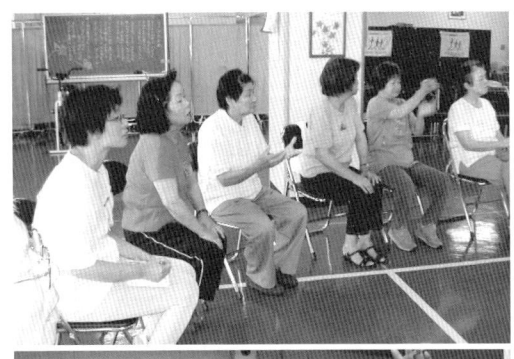 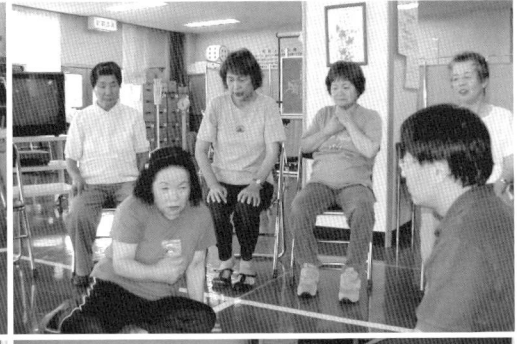
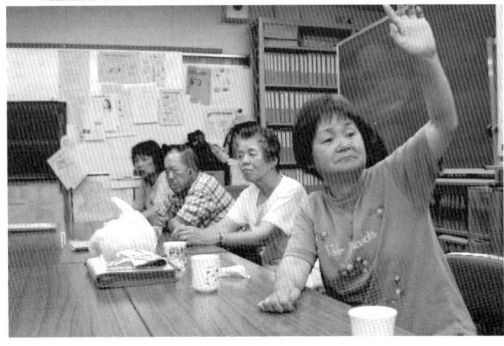 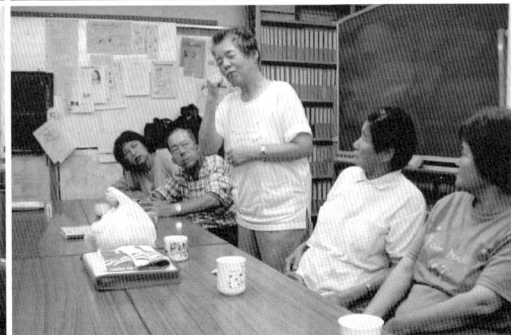

ヒント 24. 言ったことは伝わっている？

「言ったことは伝わっているはず」これも全くの思いこみですね．

写真は聴覚・言語障害のあるみなさんと上手な体の使い方を練習しているところです．この時はベテランの手話通訳者が二人ついてくれ，もちろん私も聴覚障害を意識してていねいにお話をしたつもりですが… 控え室に移って，次々出てくる質問に応えるためには本番をはるかに越える時間が必要でした．

この経験から，老人クラブなどでお話をした後に，どの程度「伝えることができたか」を計ってみました．その結果は驚くばかりです．それなりに自信のあった健康教育ですが，情報量としては一割程度しか伝えることができていなかったことがわかりました．

このようなことは集団を相手にした場合に限らず，個々に向けてお話をするときも同じです．

余程ていねいにお話をしても，決してすべてを伝えられたわけではないということを知っておくこと．特に重要なことは，伝わったか否かを少々くどくなっても確認しておくことが重要です．

そして，一番大切なことは，伝わらないのは先方の責任ではなく，常に伝える側の責任であるという覚悟をもっておくことでしょう．

スターバックスコーヒーを使われたことはありますか？

私の同僚，当時23歳の彼が言いました「僕，スターバックスでコーヒーを頼めないんです．一度，連れて行ってくれませんか」．この言葉に思わず吹き出しはしたものの，実は私もスターバックスは苦手でした．理由は単純です，今までの喫茶店とは品揃えも注文の仕方も全く違うからです．

スターバックスでお茶が飲めなくても特に困りませんが，リハビリや介護のサービスを必要としながら，使い方がよくわからないからやめておこうとなっては大問題です．

その水際にいる私たちには，注意深くていねいに説明する姿勢と能力が求められます．

思いこみ　第2章

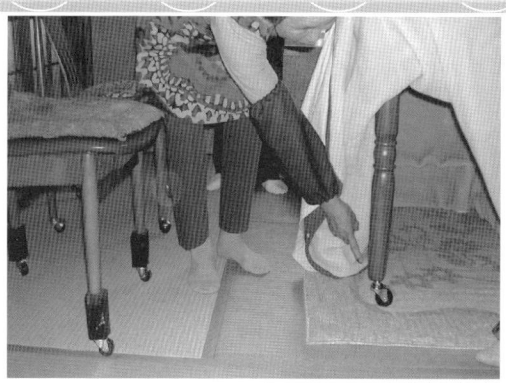
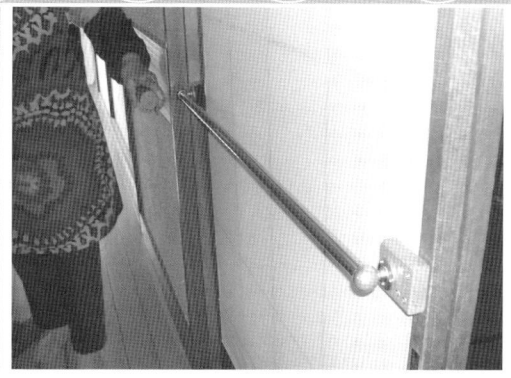
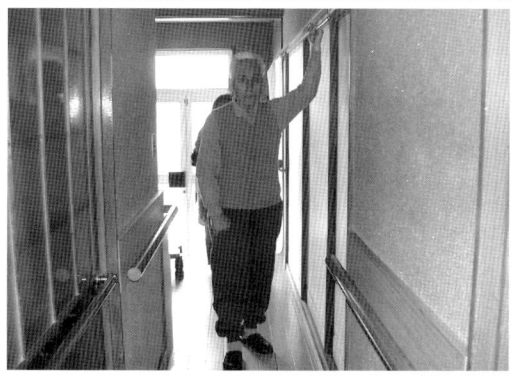

ヒント 25. 机や椅子にコマを付けてみました？（広い概念の大切さ）

　「思いこみ」というものは多種多様，どんな場面，場合にも生まれる可能性があります．そして，私には「思いこみ」なんてありませんというのがまさに思いこみで，自分自身ではなかなか気づかないのがやっかいなところです．

　そこでここからは，思いこみを追い出して良い仕事をする具体的な方法について考えていきます．

　まず初めは，広い概念を持つという方法です．

　写真のHさんは物作りの職人さんで，右片麻痺となっても色々な物を自作し，楽しい暮らしを続けています．

　ただし，時には賛成できない工夫もあります．

　「私ね，動きにくいでしょ，だから，机や椅子にコマを付けたのよ．で，杖で引っ張ると私のところに動いてくるの．」

　さすがにこの危ない工夫は取りやめとなったのですが，Hさんにはいくつもの素晴らしい工夫と，広い概念の大切さを教えられました．

　　初めての訪問でコマ付きの家具を見せられたときには驚きました．危ない，それでもここまでご自分でなさっている．どうしたものか．言うべきか言わざるべきかは明らかです．危険性を指摘しないのは，私にとって責任放棄です．悩んだのは言い方の問題です．
　　遠慮がちに，「いえ，あの，これ，動きすぎて危なくないですか」と問う私に，Hさんは事も無げに「うん，危ない．良いきっかけなのでやめるよ」とおっしゃる．ホッとすると同時に，もっと私自身の概念を広げて，自信をもって危険なことは危険と言える力をもつ必要を感じた次第です．

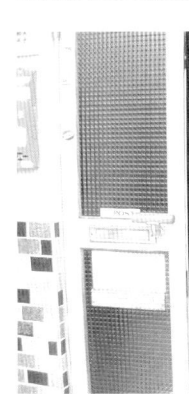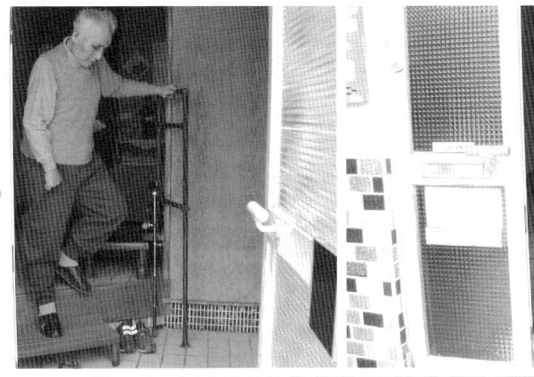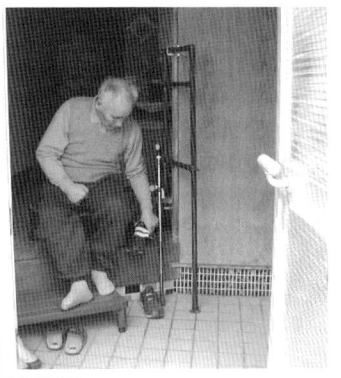
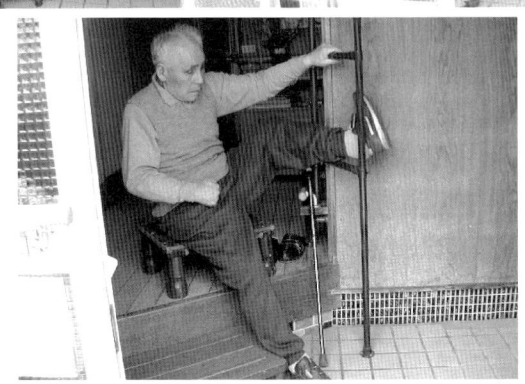

ヒント 26. こうやって靴を履きます？（広い概念の大切さ）

　さてHさんの工夫の中でも，玄関の手すりには驚かされました．

　上がりかまちに踏み台と腰掛けるための椅子が用意され，3本の横棒付きの手すりが取り付けられています．

　「どうやって使うんですか」と言う私にHさんは，「手すりを持って降りて，座って，こうやって靴を履く」とおっしゃいます．

　その現場では，想像もしなかった手すりの使い方に思わず笑ってしまったのですが…

　後に落ち着いて写真を眺めてゾッとしました．もし，このような手すりが付いていないHさん宅を私が訪問したら，一体どんな手すりや動作方法を提案しただろうと考えたからです．

　多分，彼の身体機能から考えて，私は踏み台や椅子を置くことは考えないだろうし，ましてや横棒に足を上げて靴を履くアイデアなど到底思いつくわけもありません．

　動作や手すりについては専門家である私の概念を，Hさんのそれははるかに上回っていたわけです．

　Hさんに出会って以来，私は住宅改修などのプランを提案する際，もちろん，専門家として責任をとれるだけの考えを十分に巡らせた後，「このような理由で○○のような改修が適当です．でも，もっとすごいウルトラCがあるかもしれませんね」と言えるようになりました．

> 　自分の考えがすべてだという思いこみのある人，すなわち自らの概念だけで問題を片づけようとする人は，芸術家になるべきです．少なくとも人に関わる専門家にはならない方が賢明です．

思いこみ　第2章

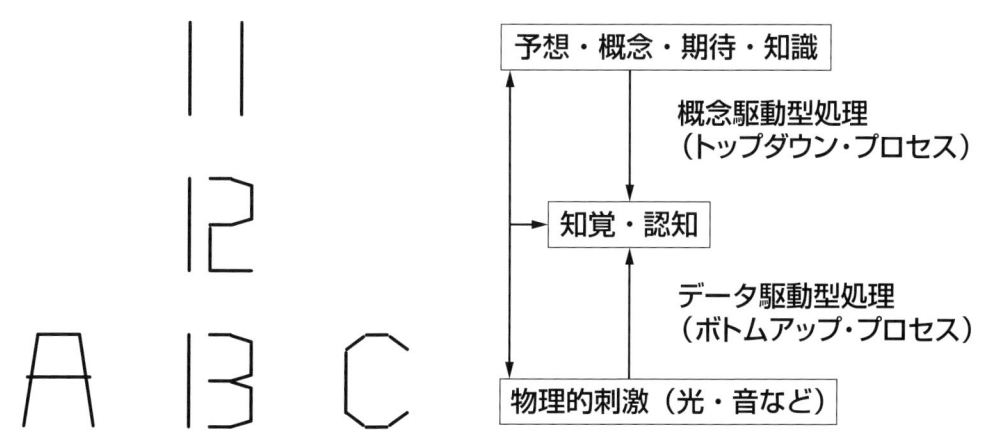

（M.W. アイゼンク編，「認知心理学事典」，新曜社，1998 年）

ヒント 27. 概念？　（広い概念の大切さ）

　図の左側をご覧ください．上から読めば 11, 12, 13 ですが，左から読めば A, B, C です．全く同じ形の文字が 13 とも B とも読めてしまうわけです．

　上からだと 13，左からだと B と自信をもって読める（読めてしまう）のは，頭の中で概念駆動型プロセスが働いたからです．

　自分自身がもともともっている概念，期待，知識に基づいて，予測的に判断・行動することを概念駆動型プロセスと言います．そしてこれは，大人が何かを判断したり行動するときにはごく普通に起こることで全く正常なプロセスです．

　ですからこれ自体には何の問題もないのですが，私たちは人に関わる仕事をしていますから事は簡単ではありません．

　常に，自分の概念と，先方の概念があるということを忘れないようにする必要があります．

　「いくら専門家とはいえ，私自身の概念が，サービス利用者の概念を常に上回っていることはあり得ない」という，わきまえと慎重さを持っておくことが大切です．

　私の前にとてもお腹を空かせた親友が座っているとしましょう．

　その時，もし私が食べ物についてとても概念の狭い人間だったら，例えば，食事と言えばフランス料理しか知らないような人間だったら，きっとこう言うでしょう「今から夕食を予約するから後で食べに行こうね」，多分，親友は怒って帰ってしまいます．逆に食事について広い概念を持っていて空腹の苦しみも知っている人間だったら，「今すぐコンビニで何か用意しようか，落ち着いたらしっかり食べに行く？」と聞くことができるはずです．

　この話はケアプランの作成に似ています．はっきり言ってしまえば，自分の概念を越えるプランを作ることはできないということです．

　わきまえ，そして少しでも概念を膨らませる工夫が大切です．

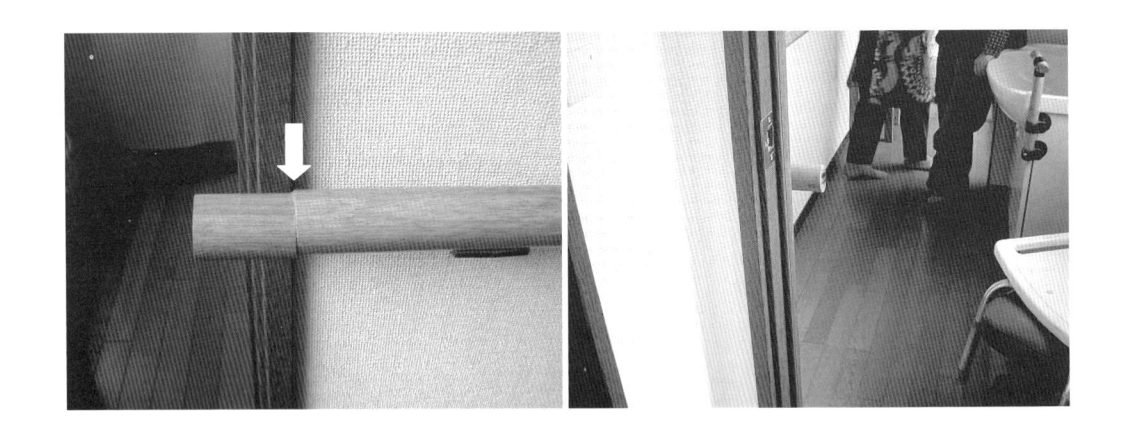

ヒント 28. 延びた手すり？（概念を広げる—データ駆動型処理）

　さて，概念を膨らませるためには何をすればよいのか，実は難しいことではありません．

　毎日出会う色々なことを素直に受け止めて，概念を膨らませる材料にすれば良いわけです．ヒント27の図にあるデータ駆動型処理を重ねることが有効です．

　もう一度，Hさんの工夫に登場いただきます．

　廊下の手すりは出入りの際に引っかかる危険があるため，部屋の開口部にはみ出さないのが常識です．ところがHさんには，部屋から出るときに手すりを持ちたいというニーズがありました．そこでHさんは大工さんが捨てていった木ぎれを拾ってきて，五寸釘の心棒を入れて手すりを延長しました．

　この写真を見て，「うわぁ，すごいなぁ」「おもしろいなぁ」と思えた方はうまくデータ駆動型処理ができている人です．問題は，写真を見た途端「危ない，危ない」「ふ〜ん」としか思えない人です．これでは新たな材料が入ってくるチャンスに自ら蓋をしてしまっていることになります．

　是非，毎日の仕事で入ってくる情報に蓋をせずに，入れるだけ入れてみてから捨てていくという感覚を大切にしてみてください．

　この手すりの写真を実際に色々な人に見せたところ，残念ながら，何の関心も示さない，否定しかしないという人にも出会いました．一方で，「うわぁ，すごいなぁ」と感心した後に「でもやっぱり危なくないかなぁ，例えば，角を削って丸くしてみてはどうだろう」と言う素晴らしい人にも出会いました．

　その後，私がどちらの人と付き合っているかは明らかですよね．

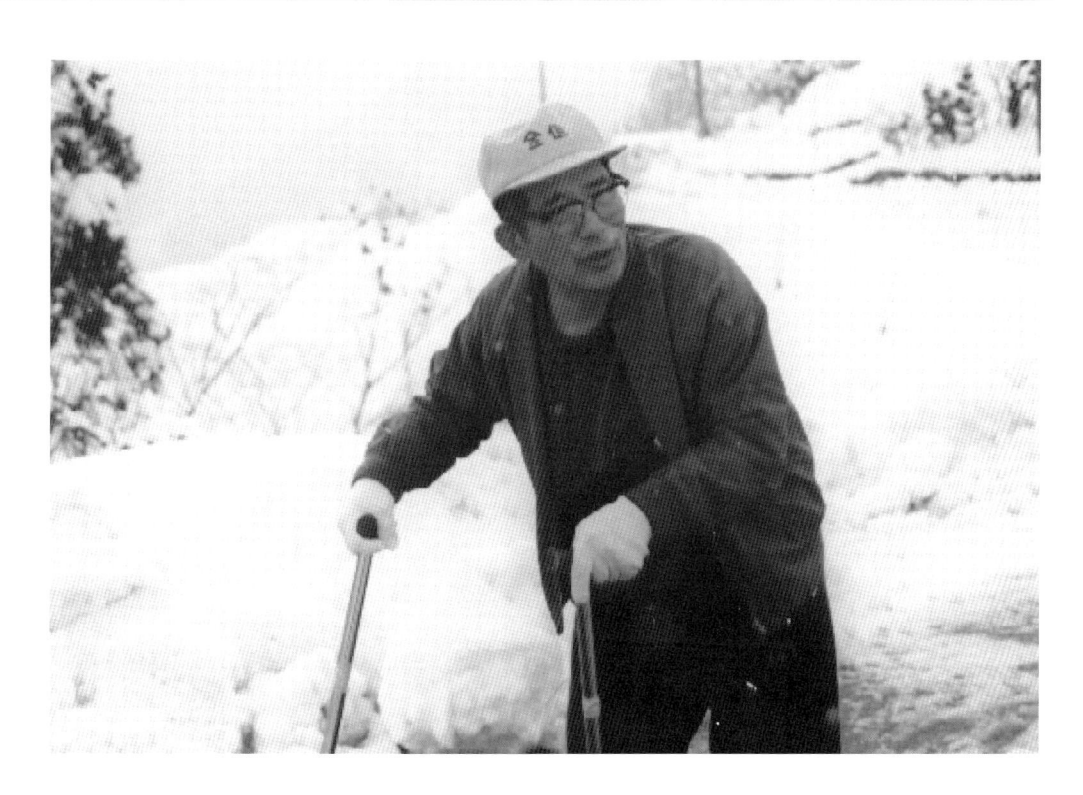

ヒント 29. なんのために歩いているの？（概念を広げる―人に相談する）

　雪の中を2本の杖をついて歩いている男性です．

　研修会でこの写真を示して「どのようにお感じになりますか」と問うと，「危なっかしい」「楽しそう」「たくましい」「どこに行くのかな」「誰かと話しているのかな」「雪かきでもしてるのかな」と沢山の答えが返ってきます．

　それらの答えはすべて正しい，言い換えれば一つだけの正解などありません．

　さて，もし私がこの男性のケアマネジメントを担当していたとしましょう．そして，第一印象で「これは危ない」と思ったら… もちろん「危ない反面，これも彼にとって意味のあることだろう」とは考えると思います．それでも多分私は「危ない，危ない」というプランを作るでしょう．反対に「これは素敵だ」と思いこんでしまえば，多少のリスクは無視したプランを作ってしまうような気がします．どちらもケアプランとしてはレベルの低いものです．

　もしその時に，「私は危ないと思うけれど，あなたはどう思う」「私は素敵だと思うけれど，あなたはいかが」と聞ける仲間がいたらどうでしょう．

　きっと，もっと幅の広い根拠のあるプランができあがるような気がします．

> 　さて，仲間と相談するときにある落とし穴が「類友の罠」です．
> 　「危ないと思うけど，どう思う」に「そうねぇ，危ないなぁ」，「楽しそうに思うけど，どう思う」に「ほんとうに，楽しそうねぇ」と答えを返してくれるのが類友ですね．
> 　これでは逆効果になりかねません．そのためにも，自分とはものの見方が違う仲間に勇気をもって尋ねてみる姿勢が大切です．

患者様...
という言葉を疑ってみる

ヒント 30. 患者様という言葉を疑ってみる（疑ってみることの大切さ）

「患者様」という言葉にはどうもなじめません．研修会で参加者に聞いてみても，ほとんどの方が違和感を覚えるとおっしゃいます．それでもいたるところで患者様です．

そこで，「様」という字を調べてみました．「様」は元来「方角を指し示す語」であったようです．お天道様，お月様が語源に近い使い方です．それが転じて，高貴な立場を示す言葉になった．お姫様，お殿様がこれに当たります．さらに転じて，敬称として使われるようになったということです（金田一春彦，「日本語を反省してみませんか」，角川書店，2002年）．

そうであれば，やはり患者様というのは何か座りの悪い言葉ですね．入院されている皆様，通院の皆様であればスッキリするのですが，患者様となった途端に妙な感じがします．

病院の方針だから，上から言われたから，という理由で無批判に「患者様」というのは良くないですね．

まずは疑ってみる，調べてみる，やっぱりおかしい．では，なぜ「患者様」と言えと指示されるのだろう．そうか「もっともっと患者さんに対して敬意をもって接しろ」ということか，そうであれば，まぁおかしな言葉であるけれど，まずは使ってみましょうか．

というのが大人のとるべき態度だと思います．

疑わずに盲信するところからは何も生まれません．逆に，疑ってみるという態度は自らの思いこみを追い出すだけではなく，色々な発見も生まれます．

> 「患者様」はヒント23の目線を合わせるとよく似ているような気がします．治療者に自己満足されてしまうことほど患者にとって迷惑な話はありません．
> ましてや日本は言霊の国と言われるほど言葉を大切にする国であったはずです．呼称を考えてみるというのは事業所の中でのディスカッションテーマとしても面白いものだと思います．

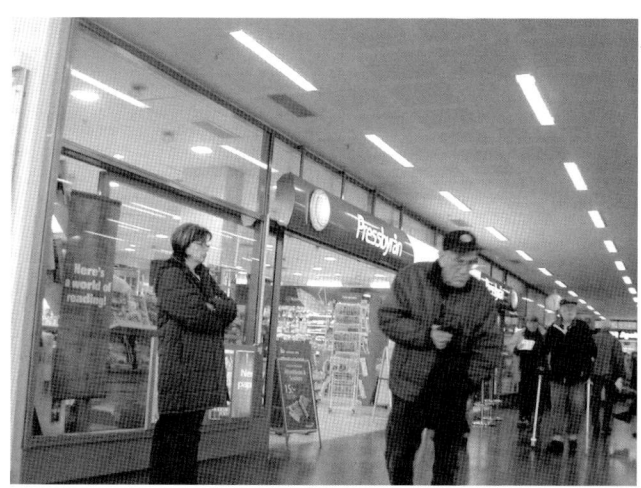

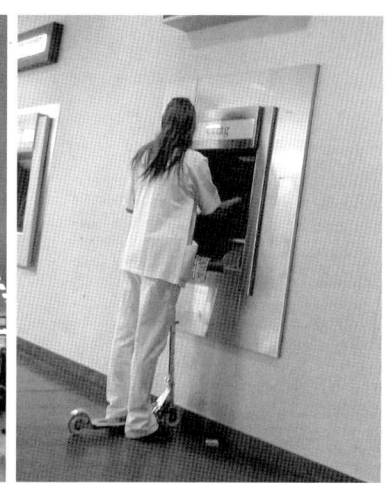

ヒント 31. ここはどこ？ （疑ってみることの大切さ）

　ここはどこでしょう？　と聞いても，病院のロビーという答えはなかなか返ってきません．
　答えはスウェーデンのストックホルム南病院のロビーです．
　確かに，その場にいても，コンビニ，カフェ，花屋が並ぶロビーは病院とは思えません．ましてや，キックボードに乗った看護師が廊下を走って来てATMでお金を下ろしているというのは日本に住む私たちには考えにくいことです．
　もちろん，文化の異なる国や地域の様子を見て，単純に善し悪しを問うものではありませんが，このような写真一枚からでも，私たちが常識として捉えていることを疑ってみるというのも面白いものです．
　例えば，何で病院に吉野家がないの？　何で病院の廊下を走ってはいけないの？
　そうやって考えているうちに，今までは正しいと思いこんでいたことが，一考の余地があると思えてくるかもしれないし，違う方法を試してみようと思うことが出てくるかもしれません．それこそが，思いこみの生まれにくい，流れる水のような環境をつくるのではないでしょうか．

　　研修会で北欧の話をすると，批判的な目でニヤニヤしながら「文化が違うし，税金も違う」という人に出会うことがあります．「おっしゃるとおり，そのとおりです．それで？」と問うと答えが返ってきません．
　　何か不毛ないちゃもんに思えます．いいじゃないですか，違う文化や人に触れながら，それをきっかけとして自分自身を考え直してみればいいじゃないですか．
　　どうぞ，みなさん自由な発想で，自らも他者も疑ってみてください．

第3章　人を動かすもの

女性　82歳	
多発性脳梗塞	
パーキンソニズム	全身に中程度の麻痺
心疾患	動悸，易疲労性
Ⅱ型糖尿病	食事の制限
変形性膝関節症	痛み，起居動作に障害

＊床から立ち上がることも容易ではない
＊壁にすがりながら歩く

ヒント 32. この人はどんな暮らし？①

　表を眺めて，この女性の暮らしぶりを想像してみて下さい．
　動作はゆっくり，動き出すと急に止まることは難しい．少し歩けば動悸を打って，とても疲れる．
　糖尿病のため食事の制限も厳しい．何より，変形性の膝関節症の痛みは辛く，床や椅子から立ち上がることも簡単ではないという方の暮らしです．
　素直に考えれば，決して活発な暮らしぶりは思い浮かんできません．ところがどうして，実際の彼女は「堂々とした一人暮らし」を営んでいます．

> この章では，彼女も含めて何人かのケースに登場いただき，「人はなぜ動くのか」というリハビリテーションや介護にとって最も基礎となるべきことについて考えていくことにします．

第3章　人を動かすもの

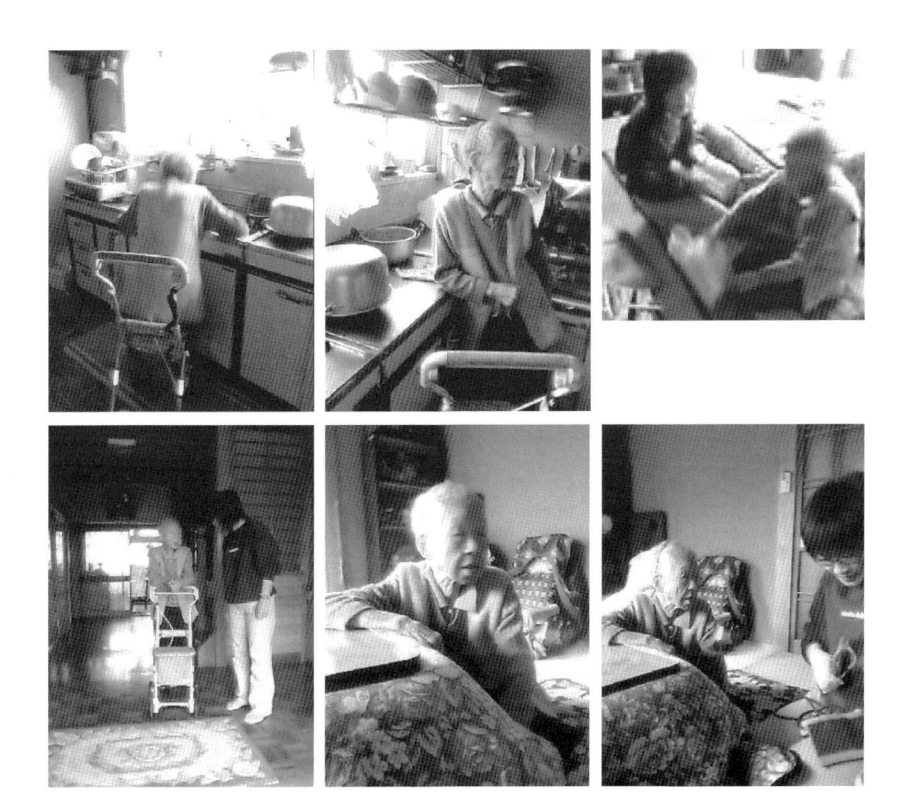

ヒント 33. この人はどんな暮らし？②

　ヒント32で紹介したKさんです．

　「こんにちは」と声を掛けて5分たっても姿が見えません．心配になった保健師が上がり込んだちょうどその時に現れたKさんは，「勝手に上がったらだめじゃない」と笑っています．

　Kさんは，ホームヘルパーがピカピカに磨いた台所で「こうやって料理を作るのよ」と自慢げに語り，血圧を測った保健師に噛みつくほどの勢いで「私の体はどう？」と尋ねます．私たちの帰り際には「あなたたちよくしてくれたからお土産をあげる」と言いながらお菓子を包んでくれます．見事に堂々と自立した一人暮らしです．

　いかがでしょう．ヒント32に示した表は大げさなものではありません．そのような状態であれば，寝たきりに近い生活を送っている方もいるでしょう．ところがKさんは写真のようにニコニコと動き回っています．

　このことから私は二つのことに気づきました．

　一つは，「家族は常に善であるとは限らない」

　もう一つは，「人の暮らしは身体機能だけでは決まらない」というものです．

> 　高齢者リハビリテーションや介護の現場で，紙に書いてある情報と目の前にいるご本人の姿が重ならず，紙とお顔を見比べたことが何度もあります．
> 　Kさんはこの不思議なズレの原因を教えてくれました．次からのヒントで詳しく考えていくことにしましょう．

> 家族は
> 障害のある高齢者にとって
> 絶対的な善であるとはいえない

> 人の生活機能は
> 身体機能のみによって決まるものではない
>
> $$\text{生活機能} = \frac{\text{身体機能} \times \text{適切なケア} \times \text{意欲}}{\text{社会的・身体的環境阻害因子}}$$
>
> （RobertL.Kane et.al, Essential of geriatric medicine 一部改変）

ヒント 34. なぜKさんは動いているの？

（家族は常に善？）

高齢者リハビリテーションや介護を考えるとき「家族」の存在は大きなものです．それだけに家族をマイナスの要素とする見方は避けられがちですが…

もしKさんが一人暮らしでなかったら，コタツに座っている写真しか撮れなかったように思います．玄関で出迎えてくれた姿や，台所での自慢げな顔，ましてやお土産を包んでくれるような姿に出会うことはなかったでしょう．そこのところだけを切り取れば「家族は常に善ではない」ということができます．

これだから家族はダメということを言っているのではありません．ここで考えたいのは，リハビリテーションや介護に関わる私たちが，本人の主体性を邪魔せずにいかに関わるかという技術の問題です．

もちろんそれは「できることは当人にさせましょう」等といった子供じみた話ではありません．当人の主体性をいかに邪魔しないかということに気を配るという，とても質の高い技術性が私たちには求められているということです．

（人の暮らしは身体機能だけでは決まらない）

こんなことは当たり前のことですが…

ついつい私たちは，身体機能や病名でその人の像を作ってしまいがちです．もっと怖いのは，そうしたことが当人の暮らしを狭いものに閉じこめてしまうことがあることです．このような間違いだけは決して起こさないように，しっかりとサービス利用者の姿を見つめたいものです．

> このヒントでは，家族を否定しているわけでも，身体機能を軽く見ているわけでもありません．
>
> ただし，このような事柄を「触ってはいけない問題」にしていてはいけません．リハビリテーションや介護の現場にいる私たちだからこそ，タブーとせずに正面から考えてみることが大切です．
>
> そこで，この二つのことは次のヒントでもう少し詳しく考えていくことにしましょう．

家族は障害のある高齢者にとって絶対的な善であるとはいえない

こんな家族は障害のある高齢者を元気にする

```
1   上手に誉める
2   構い過ぎない
3   ほったらかしではない
4   見守り、手を出しすぎない
5   責任をもって何かをしてもらう
6   自尊心を大切にする
7   家の中の危険を排除
8   その人の持ち物、置き場所などを尊重する
9   自分でできることは自分でしてもらう
10  家族自身の生き方や、心のゆとりも大切に－犠牲にならない
11  「ありがとう」を言える家族
12  本人も「ありがとう」が言える
13  家族の輪・和の中にある
14  家族の行動を互いに知っている
15  話をしっかり聴く家族
16  うまく逃げることのできる家族
```

こんな家族は障害のある高齢者をダメにする

```
1   嫌なことを言う
2   手出し口出しをする
3   聞く耳をもたない
4   無視をする
5   家族の仲が悪い
6   命令をする
7   急がせる
8   他の人と比べる
9   他人のことを誉める
10  敵討ちをする
11  孤独にする
12  抱え込む
13  価値観を押しつける
14  家族であるが故に 歳をとることや病気を、それとして認められない
```

ヒント 35. 元気にする家族，ダメにする家族

　このヒントでご紹介するのは，ベテランの介護者（20名の女性，60歳～80歳）の皆さんが，夫や舅姑を介護した経験から，当事者を元気にする家族，ダメにする家族について話し合ってまとめてくれた結果です．

> これについて解説は不要だと思います．
> 眺めていると，認知症ケアの神髄のようなものも見えてきます．
> 私たちもプロの家族として大いに参考にしたいと思います．

> 人の生活機能は
> 身体機能のみによって決まるものではない
>
> $$生活機能 = \frac{身体機能 \times 適切なケア \times 意欲}{社会的・身体的環境阻害因子}$$
>
> （RobertL.Kane et.al, Essential of geriatric medicine 一部改変）

ヒント 36. 人の生活機能は何で決まる？

　人の生活機能は，「身体機能」，「適切なケア」，「動機」のかけ算で決まるという考え方がアメリカの老年医学の教科書に登場します．

　このように整理して書かれたものを見ると当たり前のことのように思えるのですが…

　過去のリハビリテーションや介護の現場では，身体機能のみに焦点が当てられてきたことも事実です．過去に限らず，私たちもついつい身体機能に目を奪われがちです．

　もちろんヒント4で見たように，寝たきり・褥創が当たり前であった頃のわが国では，「身体機能」に焦点を当てた取り組みが当を得たものでした．しかし今や，あの悲惨な褥創には出会わなくなったほど，リハビリテーションや介護は充実しました．

　それだけに，私たちはもっと身体機能以外のことに目を向けるべきではないでしょうか．もっと言えば，「適切なケア」や「動機」について考えて，具体的な対応をすることこそが介護の本質と言えるかもしれません．

> 　度々出かけたくなるレストランやバーがあります．私の場合，そういった店に共通なことは，そこで働く人の笑顔を思い出すことができるということです．出かける度に適切なケアを受けていることの証拠です．そして，そこに出かけるとなんとなく元気になっている．
> 　私たちの仕事が，自分勝手な偏屈店主がいる大して美味しくもない店になってはいけません．そんなことを確かめながら，利用者が自ら動機を持つことができるようなサービスを提供したいものです．

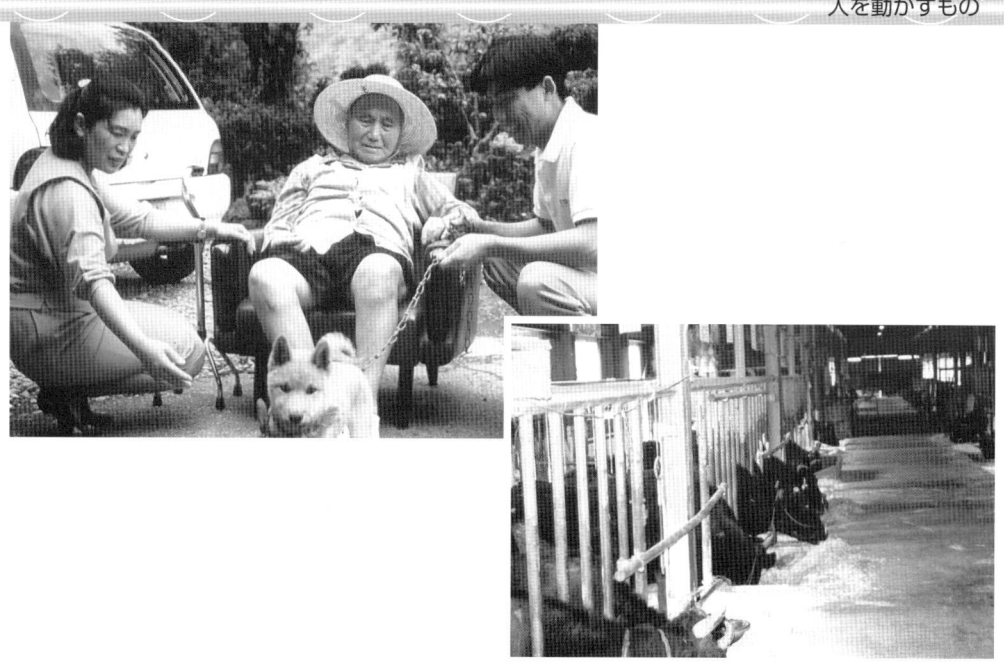

ヒント 37. 牛小屋の奇跡

　80歳で脳卒中を患ったIさんには左片麻痺がありました．歩くことができるほどの身体能力はあったのですが，それでもIさんは起き上がりません．家族やケアスタッフが色々と関わっても寝たきりです．

　廃用性の機能低下を目の当たりにしたケアスタッフは焦りました．そこで開かれたカンファレンスで，60年にわたって牛の繁殖を続けたIさんを「牛小屋に誘ってみよう」というアイデアが出てきました．

　これには誰も異論はありません．ただし，①6カ月近く寝たきりのIさんの体力が牛小屋行に耐えられるのか，②Iさんと家族との間に問題は起きないか，③私たちのサービスに継続性はあるのか，といったことには十分な検討を加えました．

　その上で，「Iさん，牛小屋へ行ってみませんか…」

　「行ってみませんか」が終わる前に，Iさんはベッドの上に起き上がっていました．車椅子で牛小屋にたどり着いたIさんは立ち上がりました．捨ててしまいたいと言っていた麻痺のある手で牛の頭を撫でています．6カ月間ただ寝ていたIさんがです．

　この日を境にIさんの生活は一変します．寝たままだった食事はベッドに腰掛けてのものとなり，排尿便はトイレと変わりました．週に一度の牛小屋通いを決めたIさんのベッド脇には帽子が置かれ，出入りする縁側には靴が揃えられていました．

> 　人は「動けるから動く」のではなく，「動きたいと思うから動く」ということをIさんに教えられました．
> 　高齢者のリハビリテーションや介護に関わるときにこれはとても大切なことです．北風と太陽のお話を思い出します．私たちが実践すべきなのは北風ではなく，ポカポカしたお日様のケアなのでしょう．

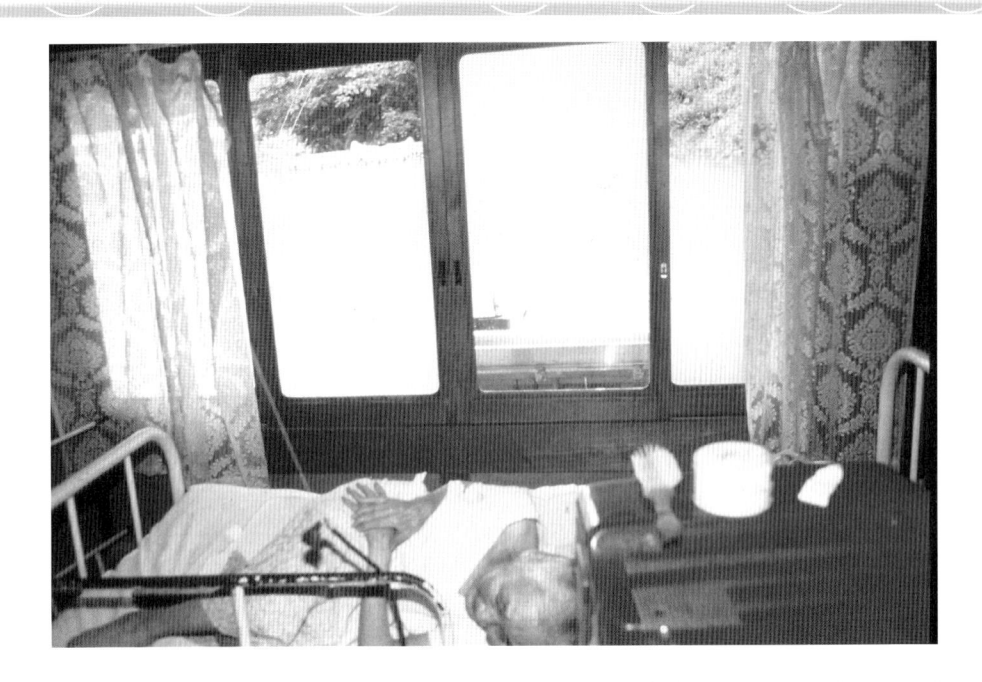

ヒント 38. 窓ガラスの奇跡

　Nさんは，数年にわたって窓際に置かれたベッドで寝たきりの生活を送っていました．

　ある日家族が思いつき，ベッド脇の「すりガラス」の上下を入れ替えました．これによってNさんは寝たままでも外の景色が見えるようになったわけです．

　驚かされるのはその後の変化です．一週間ほど後に，Nさんはベッドに腰掛けて，窓を開けて外を眺めていたというのです．そしてNさんは，学校帰りの小学生を呼び止めてお菓子をあげている．

　数年来，窓に背を向けた寝たきりで，ただただお世話をされていたNさんが，子供にお菓子をあげている．この大きな変化をもたらせたのはたった一枚の窓ガラスです．

　もちろん，それまでのNさんに対する介護も，家族やケアスタッフによる懸命なものでありました．しかし，残念ながらそれだけではNさんが起き上がることはありませんでした．

　何かが欠けていたのかもしれません．懸命なケアを続けることが，逆に当人の出口を塞いでしまっていないだろうか．時に，リハビリテーションや介護の手を休めて考えてみることも必要かもしれません．

　リハビリテーションや介護の現場で，この方にとって「出口はどこかな」と考えることがよくあります．

　ベッドで寝ている人なら，どうすればベッドから離れることができるだろう．生活の範囲が部屋の中に限られている人なら，どうやって外に出られるだろうと考えます．もちろん，行動範囲という物理的な面に限らず，例えば，その方自身が「物事を決める」という精神的な面での出口についても同じです．

　Iさんが教えてくれた「動機」と，Nさんが教えてくれた「出口」，この二つは高齢者リハビリテーションと介護における大切なキーワードであるように思います．

人を動かすもの　第3章

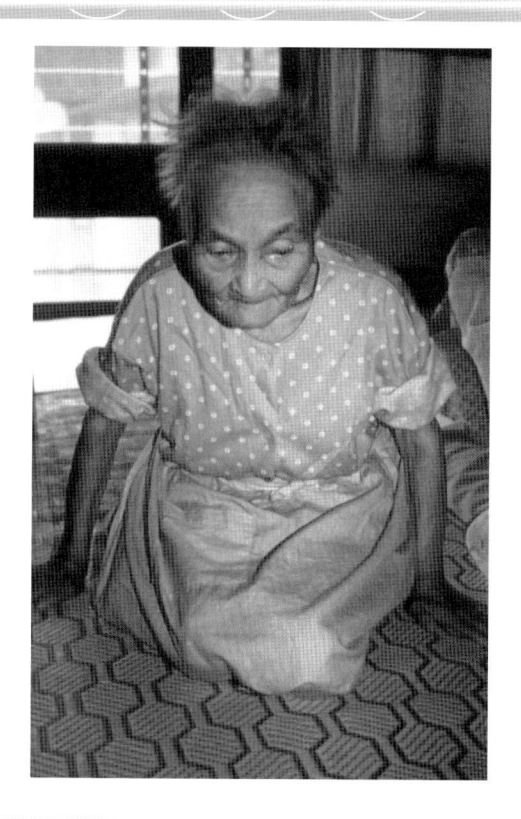

ヒント 39. 時期に応じたリハビリテーション・介護

　写真のHさんに出会ったのは，私が病院勤務だった頃です．
　Hさんの膝や足の関節は固く拘縮し，仰向けに寝ることができないほどの円背もありました．
　私の頭に浮かんだのは，「手術とリハビリで膝をせめて90度まで伸ばすことができないか．そうすれば椅子に腰掛けることができる．」そのことを同行した保健師に相談しようと思った矢先，Hさんは写真の姿勢のまま床を滑って左奥のポットでお茶を入れ，お盆を滑らせてお茶を勧めてくれました．その時の衝撃は忘れられません．客に茶をもてなそうという気持ちがあって，しかもそれが当たり前にできる彼女の，「膝」しか見ていなかった自分自身に腹立たしい思いがしたことをはっきりと憶えています．
　たしかに彼女の身体機能は「正常の範囲」からは大きく外れていました．だからといって，身体機能をその範囲に近づけることだけが最もよいサービスであるとは限りません．もっと率直に言えば，「どんな時期にも，何でもかんでもリハビリを」という考え方には大いに疑問があります．

> 　あの時，Hさんに入院を勧めていたらどうなっていたかと今にして考えることがあります．
> 　もちろん，手術がうまくいって新たな暮らしを手に入れかもしれません．一方で，「客にお茶を出す」という彼女らしい暮らしぶりが崩れてしまったかもしれません．私は，今にして思えば，手術を選ばなかったことは間違っていなかったと思います．ただし，これには「但し書き」が付きます．これについては次のヒントで．

39

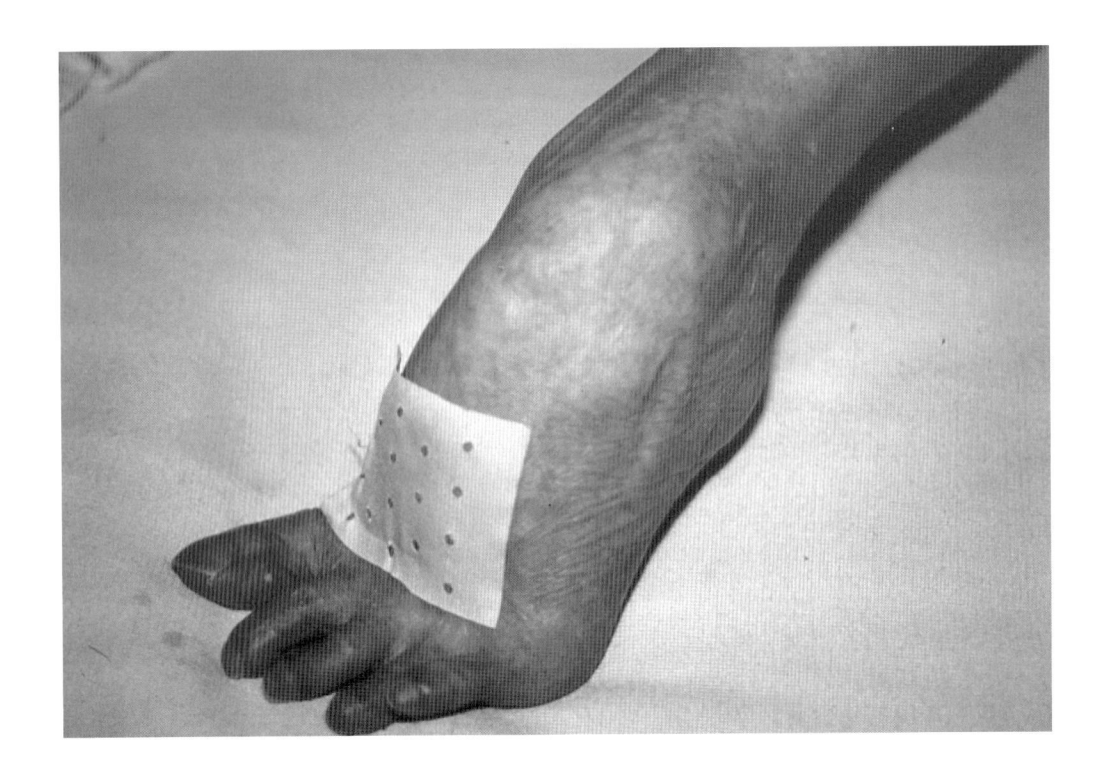

ヒント 40. 適時・適切なリハビリテーションの大切さ

ヒント 39 の但し書きです.

「どんな時期にも,何でもかんでもリハビリを」という考え方には大いに疑問がありますが,ここで気をつけないといけないのは「逆もまた真なり」ということです.

H さんのライフステージ全体を眺めると,例えば病院に入院してあるいは在宅で,毎日の暮らしを多少犠牲にしながらも,手術や医療的なリハビリの中に身を置くべき時期があったかもしれないということです.

写真は彼女の足関節です.このような状況に陥ることを防ぐための取り組みを最優先すべき時期もあったのではないかということです.この時期に,適切は医療を受けることができなかったことが悔やまれてなりません.

> 人間の考え方は,ともすればどちらかに振れてしまいがちです.
> 「身体機能が大切」これは間違っていません.「その人らしさが大切」これも間違っていません.「暮らしが大切」これも間違っていません.ただし,最も大切なことは,それが全て絡み合っているということを知っておくことです.その上で全体を眺めることが私たちには求められています.

第4章　チームワーク

ヒント 41　チームワークがあった時代

　チームワークや連携というものほど，誰もが「大切だ，大切だ」と言いながら，実現できていないものは他に見あたらないような気がします．

　それでも，高齢者リハビリテーションや介護の世界では，チームワークがあって，色々な人たちが連携できた時期がありました．それは，介護保険の始まる少し前，みんなで悲惨な寝たきりや褥瘡と戦っていた頃です．

　なぜその時期にチームワークが実現できたのでしょうか？

　一つは，「明確な目標」があったということです．当時は，誰の目にも明らかな，悲惨な寝たきりや褥瘡に苦しむ高齢者の姿がありました．「それを何とかしたい」ということが，ケアに関わる者にとって共通の明確な目標でしたから，チームワークを持ち出すまでもなく，ケアサービスの方向性は初めから一致していました．

　もう一つの理由に，リハビリテーションや介護に関わるスタッフが「少数」であったことがあります．その頃，私が仕事をしていた人口4千人の町には，3名のホームヘルパー，2名の訪問看護師，2名の保健師しかいませんでした．たった7名のスタッフであったことは，マンパワー不足の不利を補うほどにスタッフ間の意思疎通を濃いものにしました．

　そして彼女たちは，50人を越える寝たきり高齢者を支え，ついには褥瘡の無い町を作り上げたのです．

・ケアスタッフに「明確な目標」があって仕事の道筋や役割分担が分かりやすかった．
・ケアスタッフが「少数」で意思疎通が容易であった．

　この二つが，チームワークが実現できた大きな理由だと言えます．

　さて，今に目を向けてみるとどうでしょう．

　悲惨な褥瘡がなくなった今は，サービス利用者のニーズは多様で，誰にも分かりやすい「明確な目標」はありません．爆発的に増えたケアスタッフによってマンパワーは満たされましたが，その分，互いの意思疎通はとても難しい状況にあります．

　皮肉な話ですが，ケアサービスが充実した今だからこそ，チームワークを保つことが難しくなっていると言えます．

　そのような時代に仕事をする私たちは，すばらしいチームワークがあった頃に倣って，次のようなことを意図的に行う必要があります．

・個々ケースの目標を明らかにして，それをケアスタッフ間で共有する．
・多数のケアスタッフが物事を共通認識できるよう，分かりやすい言葉で情報のやり取りを進める．

　そして，これらのことを実現するためには，何よりも，ケアスタッフの一人一人が「チームワーク」の値打ちを知って，自らチームワークを築こうと行動することが大切です．

　この章では，チームワークを築くためのヒントを具体的に考えていきましょう．

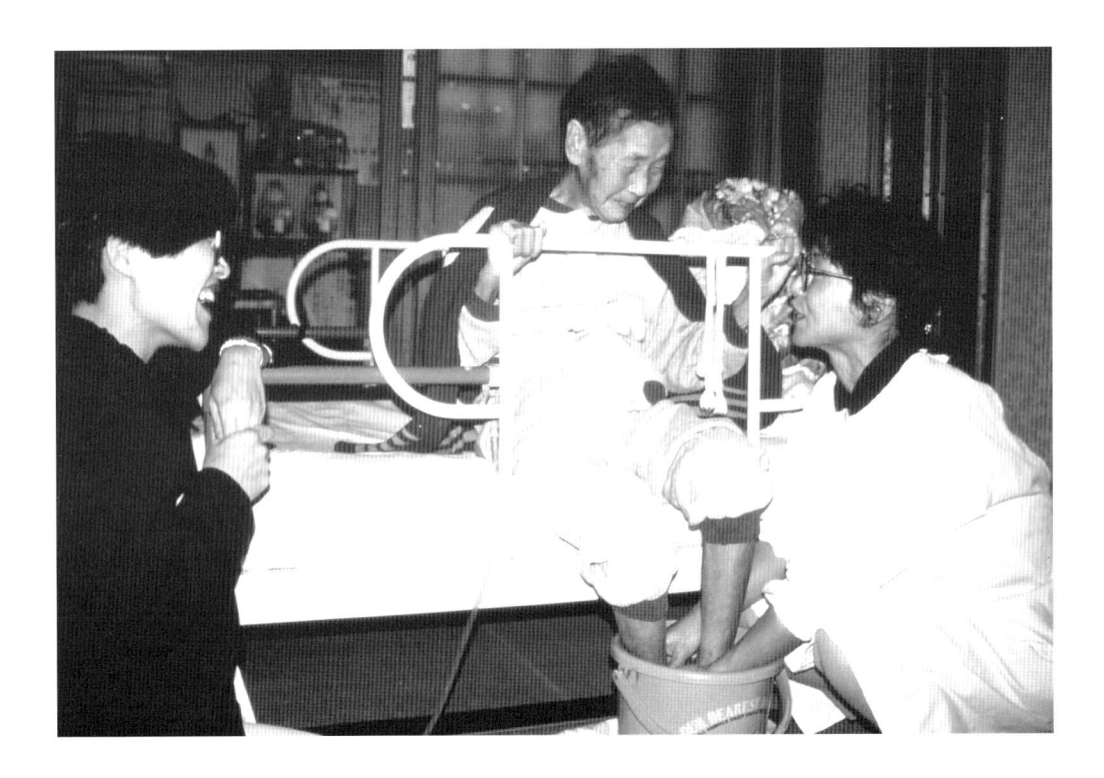

ヒント 42　互いを認め，役割を果たす

　写真中央の女性に座ってもらおうと彼女の家を訪ねました．保健師と一緒に家に入ってみると，先に来ていたホームヘルパーが，ちゃんと座位をとり，おまけに足浴まで始まっています．

　気の毒なのは仕事が無くなって傍らで笑っている保健師さん，もっと気の毒なのはその姿をカメラで覗いている私という間の抜けた写真です．

　（注：今となっては抑制ベッドといわれるような囲いを，当時は姿勢安定バーとして使っていました．時代の流れを感じる写真でもあります．）

　間の抜けた写真ではあるのですが…

　写真を撮る3週間前までこの女性は座ることができませんでした．その彼女が座位をとっても大丈夫な身体状況であると判断できたのは保健師，寝返りや起き上がりの方法を示すことができたのが理学療法士である私，それらの情報をきちんと理解して足浴を行っているのがホームヘルパーという説明を加えるといかがでしょう．

　間の抜けた笑い話がチームワークの具体例に変わってこないでしょうか．

　保健師・理学療法士・ホームヘルパーが，それぞれの専門性を互いに出し合って，活かし合う．その結果，写真の真ん中に笑顔の女性が座っている．

　私はこれこそがチームワークの値打ちだと思います．そして，これが私たちの仕事の具体的なあり方の一つと言えるかもしれません．

地域ケア座談会

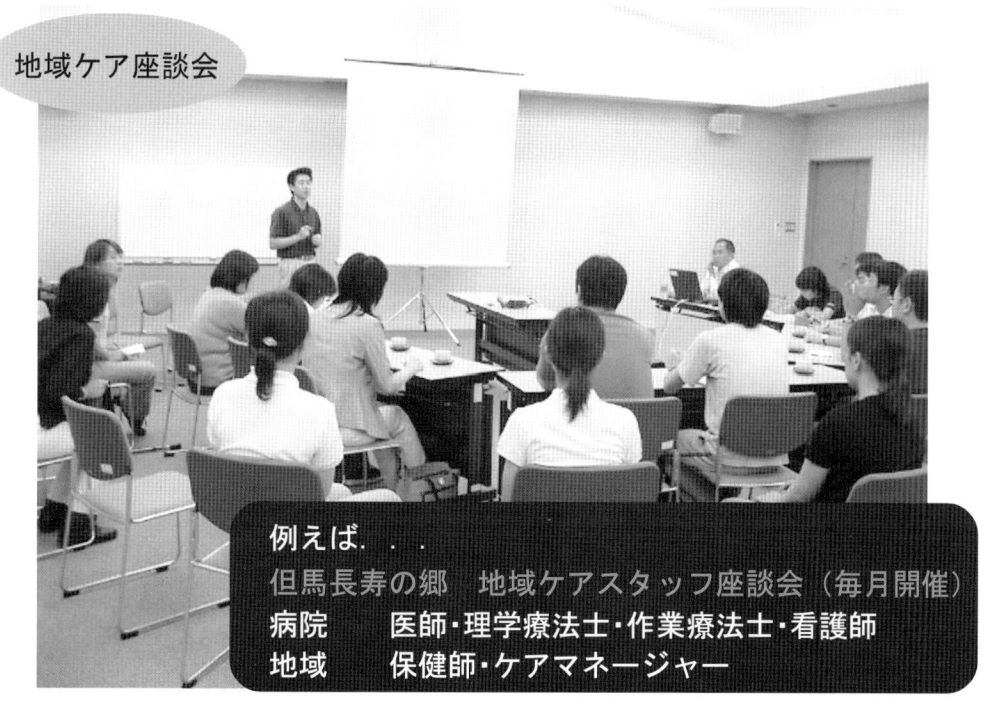

例えば...
但馬長寿の郷　地域ケアスタッフ座談会（毎月開催）
病院　　医師・理学療法士・作業療法士・看護師
地域　　保健師・ケアマネージャー

メンツを捨てて学び合うことも大切

ヒント 43　プライドとメンツ

　プライドとメンツという言葉があります．
　時に混同して使われる言葉ですが，辞書で引いてみると意味は正反対です．プライドの一番目の意味は「誇り」，メンツの方は「見栄」とあります．
　この二つの言葉について面白い話を聴いたことがあります．
　プライドのある人は，自分自身の仕事に技術と誇りをもって，自分の領域に入ってこようとする人の技量を見極めて，良いものは良いと認め，悪いものは悪いとすることができる．それに対してメンツの人は，自分自身に技術がなく見栄ばかりなものだから，入ってくる人を認めるどころか，みんな追い出してしまうというものです．
　ヒント42の話を思い出してください．もしあの時，互いが認めあうことをしなかったら，例えば，理由もなく保健師や理学療法士が「私がいないときは座ってはいけません」と言い放ち，ホームヘルパーが「座ってもらわなくても足浴はできます」と言ってしまえば，写真の彼女がベッドに座る機会はほとんどなかったことでしょう．

　「認めあうこと」，これがチームワークを築く第一段階であることは間違いのないことでしょう．そして案外これができていない．
　チームワークは与えられるものではありません．みなさん自身が，他者を認めるという姿勢を持つことからチームワークは始まります．みなさん自身がチームワークの出発点であるということです．

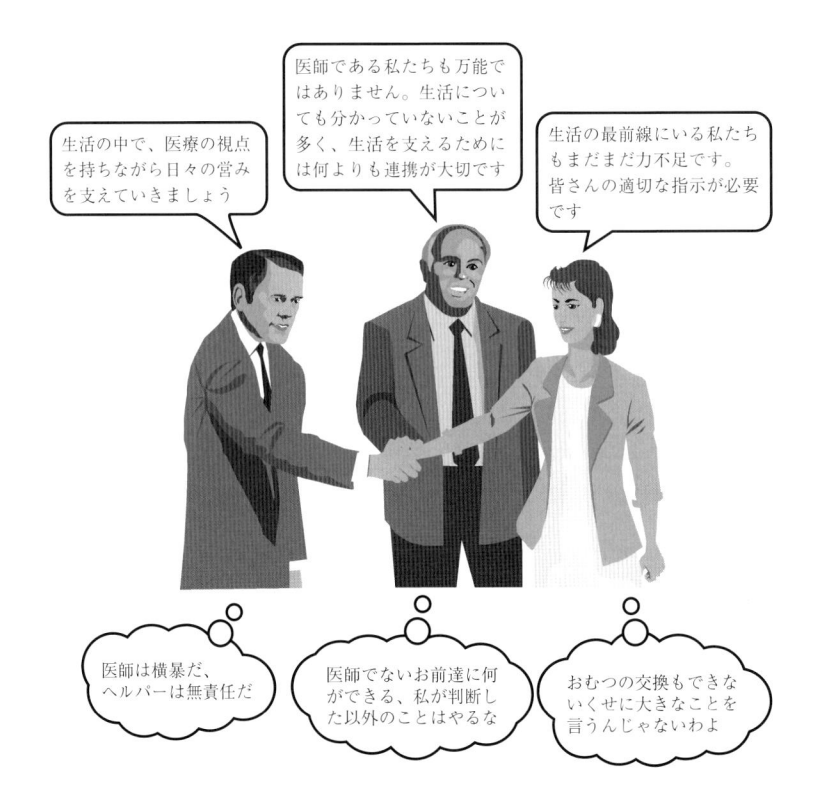

（生活の中で、医療の視点を持ちながら日々の営みを支えていきましょう）

（医師である私たちも万能ではありません。生活についても分かっていないことが多く、生活を支えるためには何よりも連携が大切です）

（生活の最前線にいる私たちもまだまだ力不足です。皆さんの適切な指示が必要です）

（医師は横暴だ、ヘルパーは無責任だ）

（医師でないお前達に何ができる、私が判断した以外のことはやるな）

（おむつの交換もできないくせに大きなことを言うんじゃないわよ）

ヒント 44　チームの表と裏

　イラストは，高齢者リハビリテーションと介護に関わるホームヘルパー・医師・理学療法士（作業療法士）が握手しているところをイメージして書いたものです．

　上の段では，自らの限界を語り他者の知恵を借りようとする姿勢があります．ところが下の段では他者の攻撃ばかりです．このイラストを作った当初は，下段のような不毛な攻撃はやめて，上段のように互いを認め合いましょう．と言う意味で使っていたのですが…

　よく考えてみると，上段のようなきれい事をいくら重ねてみても駄目なような気がしてきました．きれい事より本心で語っている下段を，次のように読み替えてみることの方が値打ちがあるように思います．

　ホームヘルパーはおむつ交換も含めて，身体や家事の援助に専門性を発揮できるプロ．
　医師は命という，かけがえのないものを直接支えることのできる唯一のプロ．
　理学療法士（作業療法士）は身体機能と生活機能を結びつけることのできるプロ．
　このように明確にそれぞれの専門性を打ち出して，その上で手をつなぐことによってはじめてチームワークが可能になるということです．

　少し厳しい目で実際のケアチームを振り返ってみると，チームワークを乱している大きな原因の一つに，専門性のない人の存在があります．もちろんこの専門性というのは医療に限ったものではありません．前項のプライドとメンツに書いたように，自らの仕事にプライドを持ってチームに参加することが，チームワークを築く上でとても大切なことです．

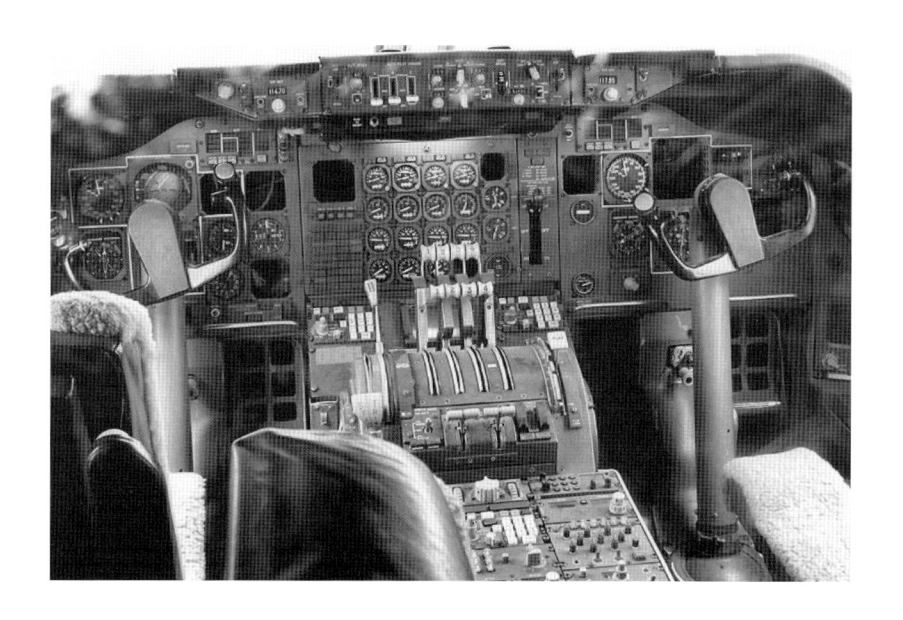

ヒント 45　権威の勾配

　写真はジャンボジェット機（ボーイング747型機）の操縦席です．左席に機長が，右席に副機長が座ります．

　飛行機の事故は命に関わりますから，事故の原因調査が徹底的に行われることはご存じのとおりです．そこで分かってきたことが，「機長と副機長の関係」で起こった事故がかなりの数に登るということです．

　ジャンボジェット以降のハイテク飛行機には，安全性を高めるためにツーマンコンセプトという考え方が取り入れられました．機長と副機長が互いに確かめ合って，支え合って飛行機を飛ばすという，まさにチームワークの考え方です．

　ところが，これがうまくいかず，時には墜落事故さえ起こしている．その大きな原因として強すぎる「権威の勾配」があることが指摘されています．

　機長が強すぎる権威を持って副機長が萎縮してしまう．結果的に機長の一人舞台になって，最悪の場合墜落にまでつながってしまうというものです．

　いかがでしょう．私たちが関わっているケアチームでもよく似たことが起こっていないでしょうか．

> 　もちろん，チームにはリーダの決断が不可欠です．でも，そこに至るまでの議論の途中に遠慮があってはいけません．
> 　この時に大切なことは，強い権威を持つ誰かを非難するよりも，自分自身がしっかりとチームに参加しているかどうかを確認することです．スタッフが消極的であるがためにリーダーが強くなり過ぎていることをよく経験します．
> 　誰もがケアチームの一員としての役割を果たすという意識をもつことが，危険な「権威の勾配」を生まない最良の方法だと言えます．

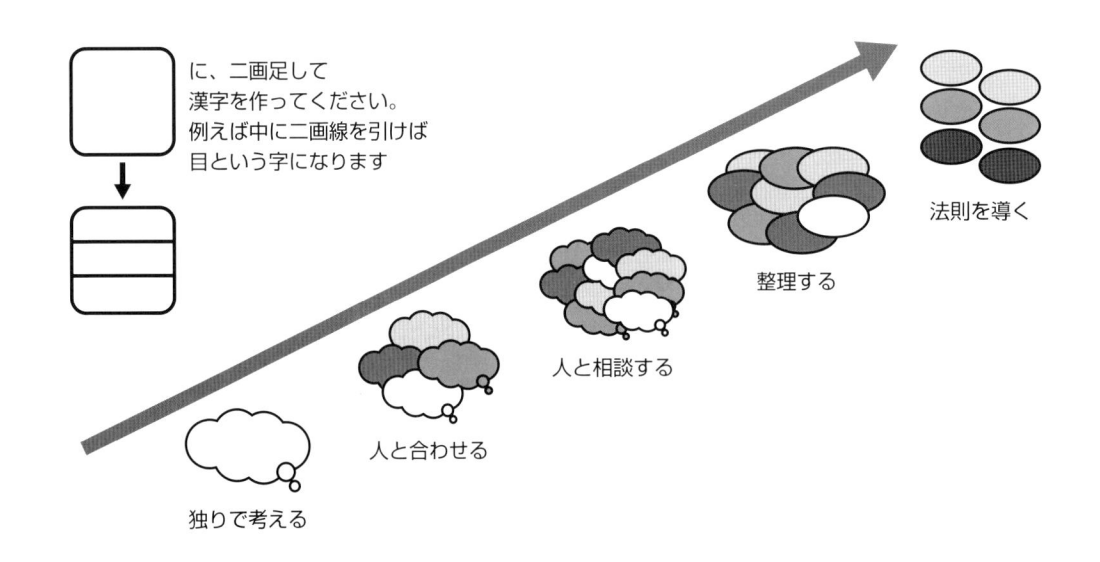

□ に、二画足して漢字を作ってください。
例えば中に二画線を引けば目という字になります

独りで考える → 人と合わせる → 人と相談する → 整理する → 法則を導く

ヒント 46　人と相談することの大切さ

　ヒント45で，人と相談することが大切だと書きました．ここではその効果をもう少し詳しく見てみましょう．

　研修会で時々，「四角に2画書き足して漢字を作ってください」という問題を出します．

　「数分間は一人で頑張ってください」，「その後に，周りの人と見せあいっこをして，相談をしてください」というのがルールです．

　実は25個の漢字ができるはずなのですが，一人で考えている段階では多い人で7〜8個，平均は3〜4個というところです．ところが相談をはじめると，あっという間に漢字の数が増えていきます．

　その体験をしてから，25個の漢字を見てもらうのですが，スライドが漢字に変わったときにはいつも歓声が上がります．

　それはさておき，大切なのはその下にある図です．

　一人で考えているときの答えの数よりも，見せあいっこをするだけで数は増えます．さらに，相談をはじめると互いに触発しあってどんどん答えの数が増えていきます．

　ここが大切なところです．人と相談することによって，気づかなかったことが見えてくることの証しです．

　ましてや私たちが直面するのは，漢字がどうのといった単純な話ではなく，人の暮らしという複雑なテーマです．それだけにたくさんの人の知恵を集めることが大切だということは忘れずにいたいものです．

> 　折角たくさんの答えが集まったのに，そのままにしておくことはもったいないことです．かといってすべての答えを丸暗記もできない．その時の方法として，答えを整理して，一定の法則を見つけて分類して理解しておくというものがあります．詳しくは，技術のヒントのところで書いていきましょう．

> これが正解だぁ！
>
> これも正解！
>
> これも正解！

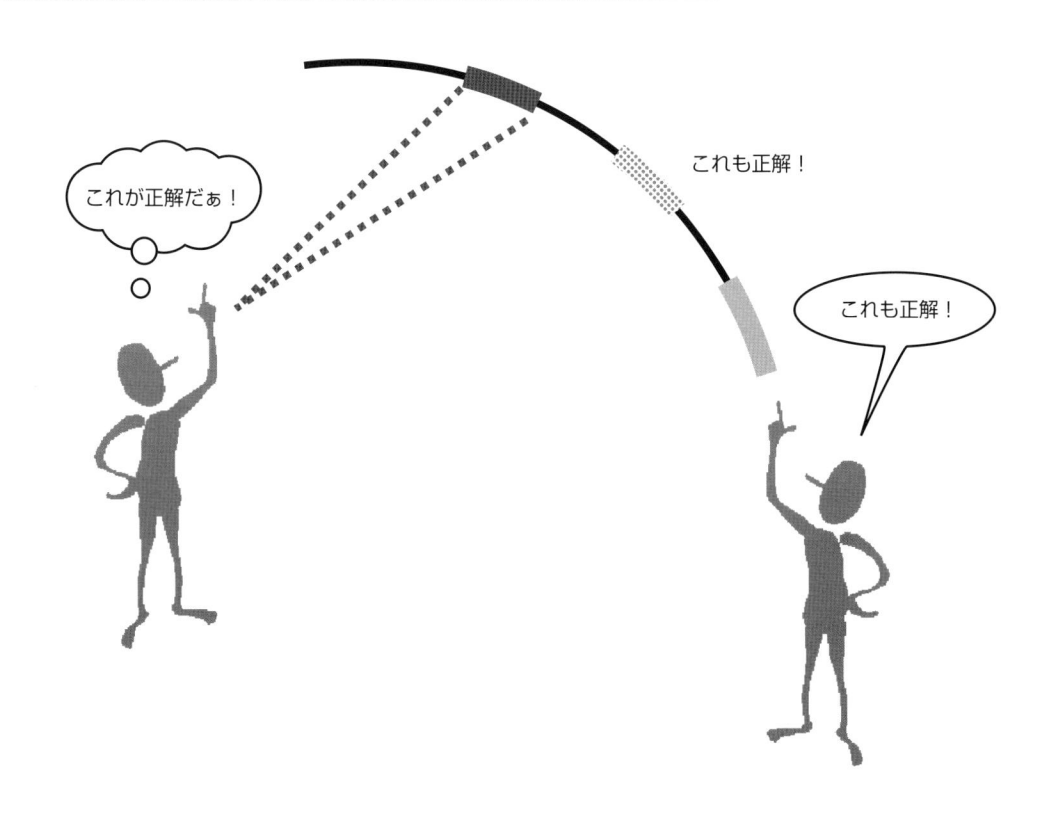

ヒント 47　人の意見を聞けますか？

　人の暮らし関わる私たちの仕事にはたくさんの答えがあります．

　1＋1＝2 や，水は水素が二つに酸素が一つといった，誰も動かしようのない答えなどありません．

　それだけに，逆に人と相談することが難しいのも事実です．

　例えば左側の人が，あることの答えを探して頭を絞って，これが正解というのを見つけた．そこに右側から別の人が現れて「これも正解」と言ったとしましょう．

　なかなか素直に「はい，そうですね」とは言えないものです．ついつい，自分の答えだけが正解だと頑張ってしまいます．

　この時に少し踏ん張って，自分の意地やメンツを捨てて頭をもう一ひねりできれば，「なるほど，僕のも正解，彼のも正解…　二つの正解の幅がこれだけ広いんだから，間に別の正解があるかもしれない」とさえ思えるかもしれません．

> 　このヒントで書いたことは，リーダーの条件として読み替えることができます．もし，みなさんのチームの中に，ここで書いたように，他者の正解を受け入れて，そこからさらに新しい正解を見つけることができるような人がいると大好きになりませんか．
> 　ケアチームの誰もがそう思えるようになれば，そのチームは飛躍的に伸びることは間違いのないことだと思います．

ばらばらのADL

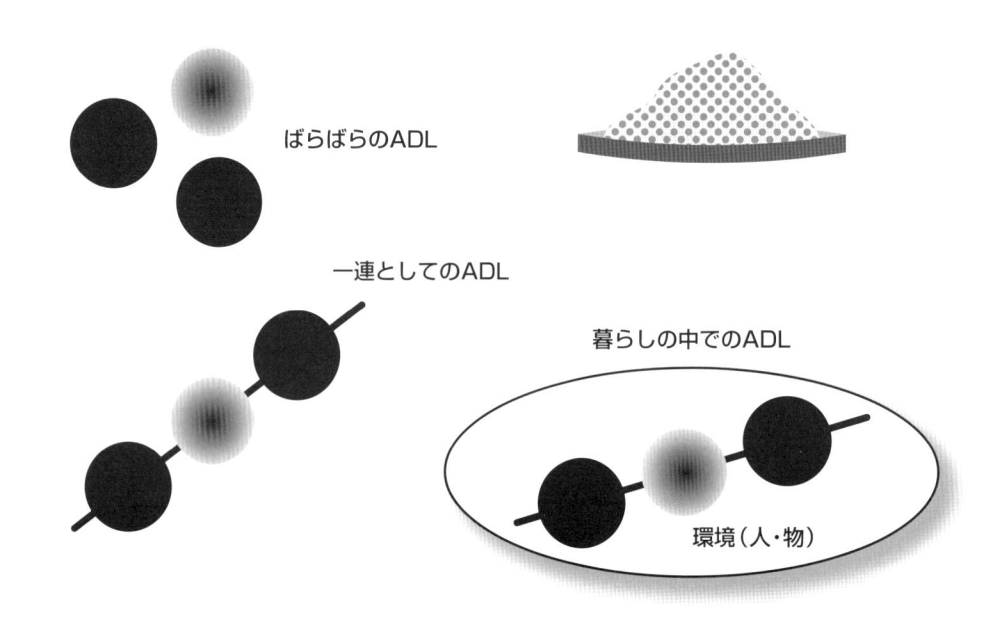

一連としてのADL

暮らしの中でのADL

環境（人・物）

ヒント 48　お団子とチームワーク

　リハビリテーションに関わる理学療法士の仕事をお団子に見立ててみました．

　バラバラのADLに関わる一般病院の理学療法士もいれば，お団子にさえなっていない小麦粉の状態に関わる急性期病院の理学療法士もいます．バラバラのお団子に串を通して一連の生活行為としてADLをまとめていく回復期リハに関わる理学療法士もいます．さらには串に連なったお団子を家というお皿の上に置くために働く理学療法士もいます．

　恥ずかしい話ですが，一昔前の私は，お皿にお団子を置く立場から，お団子をこねている理学療法士に「なんで，もっとお皿の都合を分かってくれないの」と文句ばかり言っていたように思います．

　今にして思えば全く情けない話です．

　リハビリテーションやケアに関わる人は，誰もそれぞれの立場で懸命に目の前の人に関わっているんですね．違う立場から見ることによって違和感を感じているだけの話です．

　もしかしたら，これは当事者不在の独りよがりかもしれません．

　何よりも，お団子が気持ちよくお皿の上に乗ることができるように，互いの仕事を認めあうことがとても大切なことであるということは忘れないでおきたいものです．

　　互いを認めあうということは，サービス利用者を抱え込まないということにもつながります．一昔前に心を入れ替えた私は，同じ理学療法士にも教えを乞うことができるようになりました．医療的なリハが必要な場合は，私より病院で働く理学療法士の方がはるかに腕が立ちます．当然，その時はその理学療法士にお願いすれば良いわけです．
　　認めあって頼り合う．チームワークは素晴らしい力を与えてくれます．

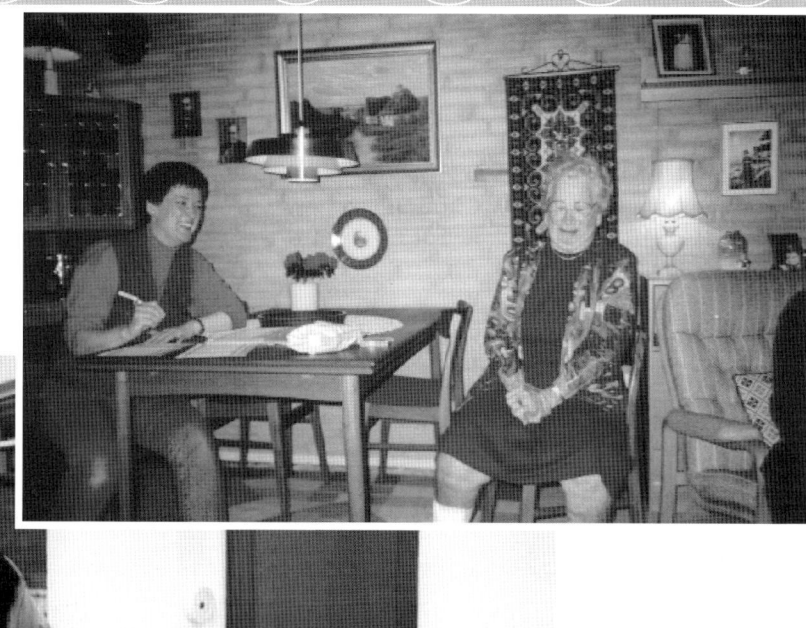

ヒント49　チームワークは応えることから

　今から10年ほど前，わが国の介護保険がはじまる少し前のデンマークで経験した話です．

　写真のリーナは訪問看護師で，日に20軒ほどの家を回り，ケアサービスがうまくいっているかをチェックしていきます．それだけの数を訪問しますから，平均滞在時間は10分程度です．ところが，写真の家でリーナは座り込みました．ケースの火傷が気になったようです．

　1時間足らずの間に応急手当とインタビューを終えたリーナは，家を出るなりとても厳しい顔で，無線機を使って，かかりつけ医に「あの状態はどういうことですか？」と詰問しています．ホームヘルパーには「なぜ状況の報告がないのか」と詰め寄っています．

　驚いたのは数時間後にリーナのオフィスに帰ったときです．医師とホームヘルパーからこの件の報告FAXが届いています．リーナはそのFAXを読み，返事を書いています．

　コーディネーターであるリーナの動きに，ケアチームのスタッフが見事に反応しているわけです．この姿に私は素直に感動しました．チームワークの具体的な形を見たように思います．

　残念ながら，このようなことが当たり前に行われているわが国のケア現場を私は知りません．

　コーディネーターの動きに反応する．これはとても大切なことです．当たり前のことですが，チームワークというのは仲良しクラブではありません．互いが互いの仕事を厳しく見つめあうことも必要です．その上で，互いの指摘に反応しあうことによって，プロのケアは進められていくものだと思います．

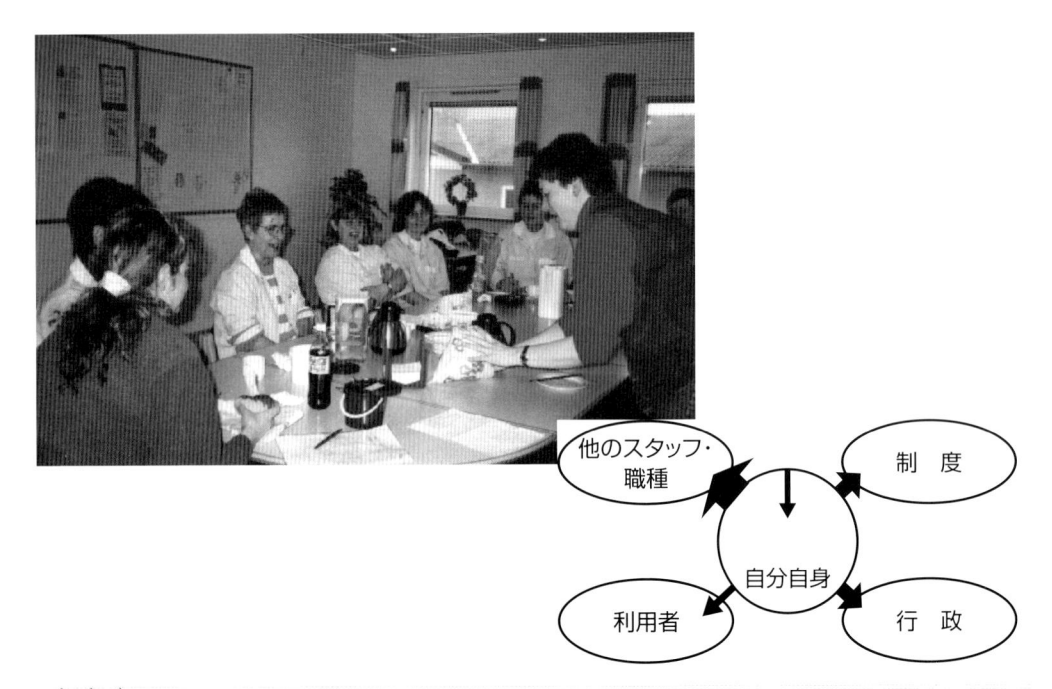

ヒント 50　チームワークを築くのは自分から

　さて，そんなに厳しいリーナですがホームヘルパーたちの信頼は絶大です．

　リーナは差し入れのクッキーをもってホームヘルプステーションを訪ね，お茶を飲みながら雑談に興じます．連携は人と人が出会うことがはじまるということを彼女から実践しているわけです．

　図は，私が関わっているある自治体でのアンケート結果です．

　ホームヘルパー，医師，ケアマネ，OT，PT といった面々に，「今のケアがうまくいっていない理由」を書いてもらったものです．

　第一位は「他のスタッフ・職種が悪い」です．「行政が悪い」，「制度が悪い」と続き，ついには「利用者が悪い」となります．「自分に問題がある」という回答は 120 名中 1 人だけでした．

　私も人間ですから，この気持ちはよく分かります．なかなか自分に問題を感じることはできないものだとも思います．

　ただ，この回答の中で，唯一変わることのできるのは自分しかいない，ということも覚えておく必要があります．他のスタッフや，行政をあげつらっても何も変わりません．現状を変えるためにはまず自分から行動を起こしてみるのが一番です．

　リーナのクッキーは明らかにその効果を生んでいます．

　自分が変わる．これは決して難しくありません．

　私は，「今日は誰それタイプでいってみよう」と遊びながら自分を変えています．もちろん，本質的には変わりませんが，行動が変われば，他人にとっては変わったのと同然です．

　これは自分自身の精神衛生にも良い効果があります．是非，皆さんも遊びながら自分を変えてみて，チームにとって好ましい自分を演じてみてください．

第5章　技術が大切

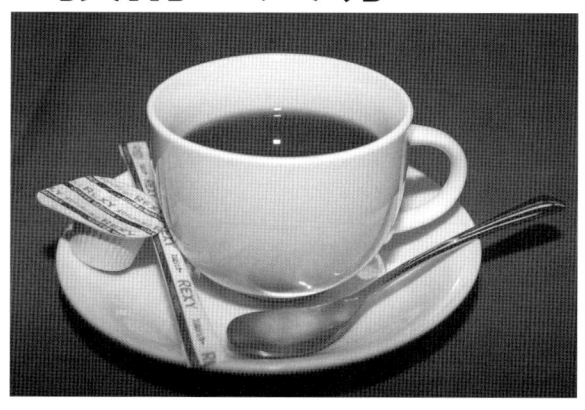

ヒント >> 51　コーヒーカップを描いてください

「コーヒーカップの絵を描いてください」

この課題は，労働災害に関するある研修会で出会ったものです．

その時の採点基準は，"コーヒーカップだけ"を描いた人が満点，お皿が付けば減点，お皿にスプーンや砂糖が載っていればさらに減点，カップのコーヒーが湯気を立てているなどというのは論外というものでした．

理由は簡単です．一般的な労働現場では指示を的確に守ることが身の安全につながるからです．動いている機械に特別な興味を持って中を覗き込んではいけない．正常に動いているかどうかを指示されたように見守ることが正しいということです．

ところが，リハビリテーションや介護の世界にこの採点は当てはまりません．人の暮らしに関わる私たちが，カップの絵だけを描いて満足しているようではいけません．

私たちの仕事では，コーヒーカップを描けと言われれば，カップ以外の色々な物にも思いをはせる必要があります．

さて，ここで気をつけないといけないのは，そうは言うものの，まずはカップの絵がちゃんと描けないと話にならないということです．

核となる部分があって，その上で周辺に目を配る必要があるということです．このように考えると，私たちに求められる"技術"は奥深く，幅広いものだということが分かります．

この章では，その技術について色々な角度から考えていくことにします．

皆さんはどんな絵を描きましたか．

講義や研修の場で，時々この課題を試します．学生はカップだけを描く人がほとんど，ベテランの介護職になるとお皿やスプーン，湯気が増えてくるという印象があります．

もちろん，周辺に気を配った絵が高得点ですが，それによって，カップの絵がおざなりになっていれば途端に零点です．

周りに気をとられ過ぎて，一番大切な部分が疎かになっていないか．こんな視点で，時に仕事を振り返ってみることも大切なことです．

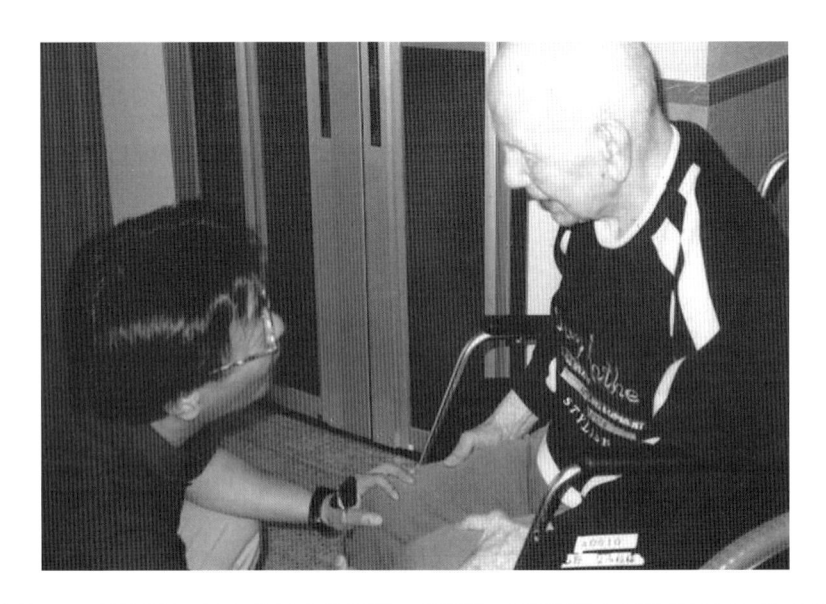

ヒント 52　技術って何？

　高齢者リハビリテーションや介護の現場にいる時,「技術って何？」という問いが常に頭の中にありました.

　ヒント51に書いたように, 私たちの仕事は幅の広いものですから, それを一言で説明するのは難しいものです.

　それでもどうにかたどり着いた答えは,「もう一度やってみせることができて, 人に説明することができるものが技術」というものです.

　例えばAさんが, 元気なく椅子に腰掛けているBさんの横を通りかかった. そこでAさんは声を掛けた. 一言二言話すうちにBさんはとても元気な表情になっていったとしましょう.

　この時Aさんが,「Bさんがこういう状況だったので, ○○のような方法で話をしました. そうするとBさんから明るい反応が返ってきました」と説明することができれば, これは既に立派な技術です. それに対して「えっ, よく分からないけど話しているうちに元気になりました」では偶然の成功に過ぎません.

　厳しい言い方をすれば, 今の介護の世界には, まだまだこの偶然に頼った仕事が多いと言えます. その偶然を技術に高めていくのが, 今, プロとして現場にいる私たちの務めであると思います.

　この偶然もうまくいった場合は問題になりませんが, 相手を傷つける偶然は絶対に避けねばなりません. その意味で, 私たちプロに偶然は許されないと言えます.

　ではどうすればよいのか, 実は簡単なことです.

　日々, 現場で出会う事柄について, 一歩踏み込んで考えてみることです. これを繰り返すうちに, 偶然の出来事から, 私たちは自然に技術を身につけていくことができます.

　偶然をただ見過ごさずに, 振り返って見てみる. これがすべての技術のはじまりです.

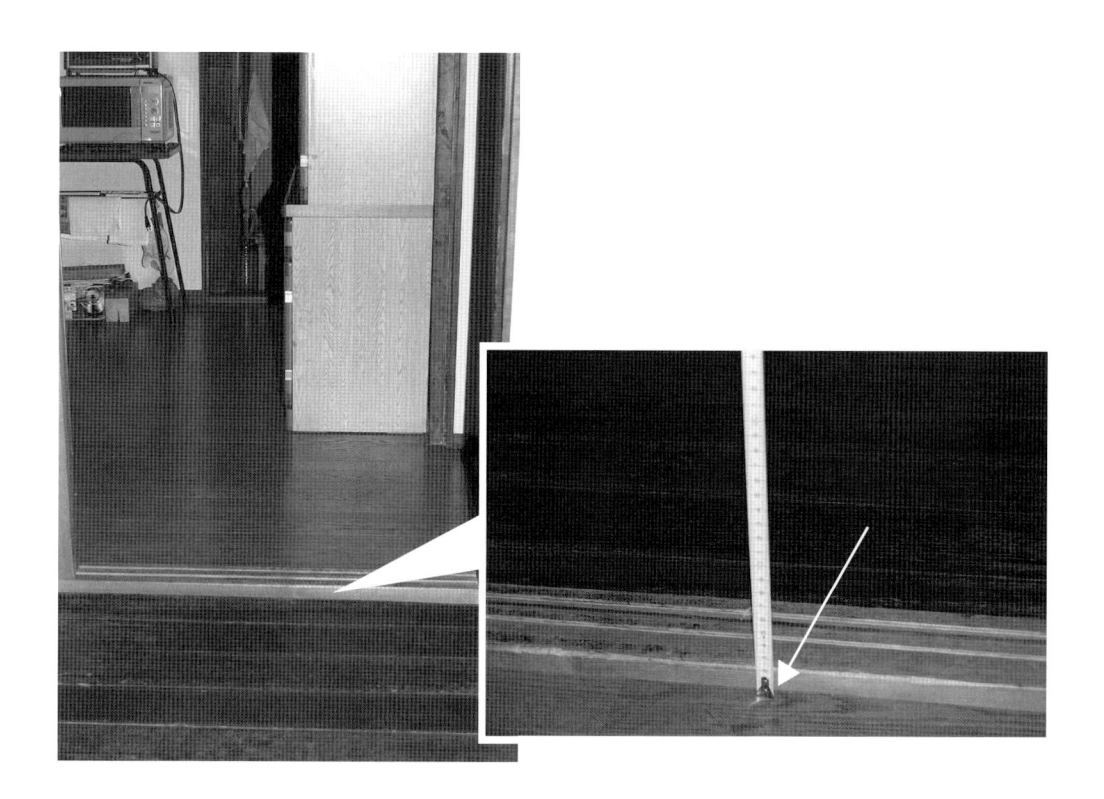

ヒント 53　アセスメントの技術

　アセスメントという何か難しく考えがちですが，決してそんなことはありません．また，形の決まったアセスメントシートを使うものだけがアセスメントではありません．

　「アセスメントとは何か？」この問いへの答えは簡単です．「抽象的な出来事に客観的なデータを与えること」がアセスメントです．

　例えば，「山田花子さんは台所と食堂の間にある段差によくつまずく」という記録があったとしましょう．この記録は出来事をそのまま書いているだけなので，残念ながら値打ちのあるものとは言えません．ところがそこにアセスメントが加わって，「山田花子さんは台所と食堂の間にある 2 cm の段差に，ほぼ毎回，足指背をひっかける」となっていたらどうでしょう．山田さんの歩き方がありありと目に浮かんでくる記録に様変わりします．

　物語に具体的なデータを与える．アセスメントは決して難しいものでなく，しかも大変な値打ちのあるものです．

　皆さんの中で，福祉用具や住宅改修が苦手という方がいらっしゃったら，メジャー（コンベックスという名称で，ホームセンターで 500 円程度で手に入ります）を持つことをお勧めします．そして，身の回りのものの寸法を何でもかんでも測ってみてください．

　例えば，椅子やベッドの高さ，階段やちょっとした段差，トイレの幅や奥行き，扉の開口幅等々．たったこれだけのことで，今まで見ていた風景に具体的なデータが与えられます．そしてこのデータは，確実に皆さん自身の財産になっていきます．

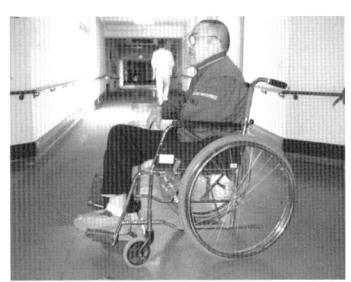

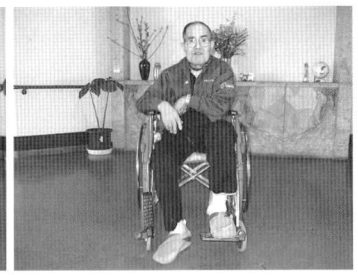

写真1

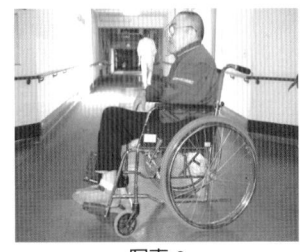

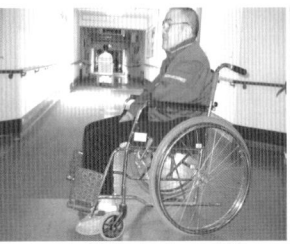

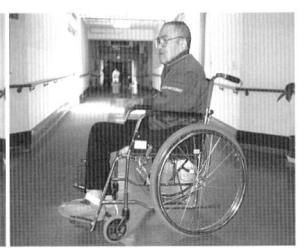

写真2　　　　　　写真3　　　　　　写真4

ヒント 54　アセスメントで見えてくる

　1番の写真を見せられて，姿勢の良・否を問われても簡単に答えられません．

　そこでポイントを下肢の状態に絞ってみてみます．下肢の姿を見るために，股関節・膝関節・外果（くるぶし）を結ぶ線を引いてみました．するとどうでしょう，はっきりと写真2，3，4の違いが見えてきます．

　写真2では膝が押し上げられています．写真3では膝が下がり過ぎている．フットプレート（足のせ板）を調節した写真4では，写真2と3の中間あたりに膝があることがはっきり分かります．

　このように，線を引いた写真を並べてみれば，写真4の姿勢が良くて，その他は良くないということがはっきりわかります．

　ヒント53で，アセスメントとは「抽象的な出来事に客観的なデータを与えること」であると書きました．この場合は，座位姿勢という抽象的な姿に，補助線という客観的なデータを与えることによって，姿勢の良否がはっきりと見えてきたわけです．

　このように，普段何気なく見ているものに，あるポイントを決めて客観的なデータを与えることを心がけると，今まで見えていなかった色々なものが鮮明に見えてくることを覚えておいてください．

　色々な場面で「全体像を見ろ」と言われます．もちろんこれは正しいことですが，全体をただ眺めていても全体像を見たことにはなりません．

　ポイントを絞った客観的なデータが積み上がってはじめて全体を見ることができる，ということを忘れないようにする必要があります．

　「木を見て森を見ず」も「森を見て木を見ず」も駄目，「木を見て森を見る」「森を見て木をみる」ことの繰り返しが私たちの仕事です．

技術が大切　第5章

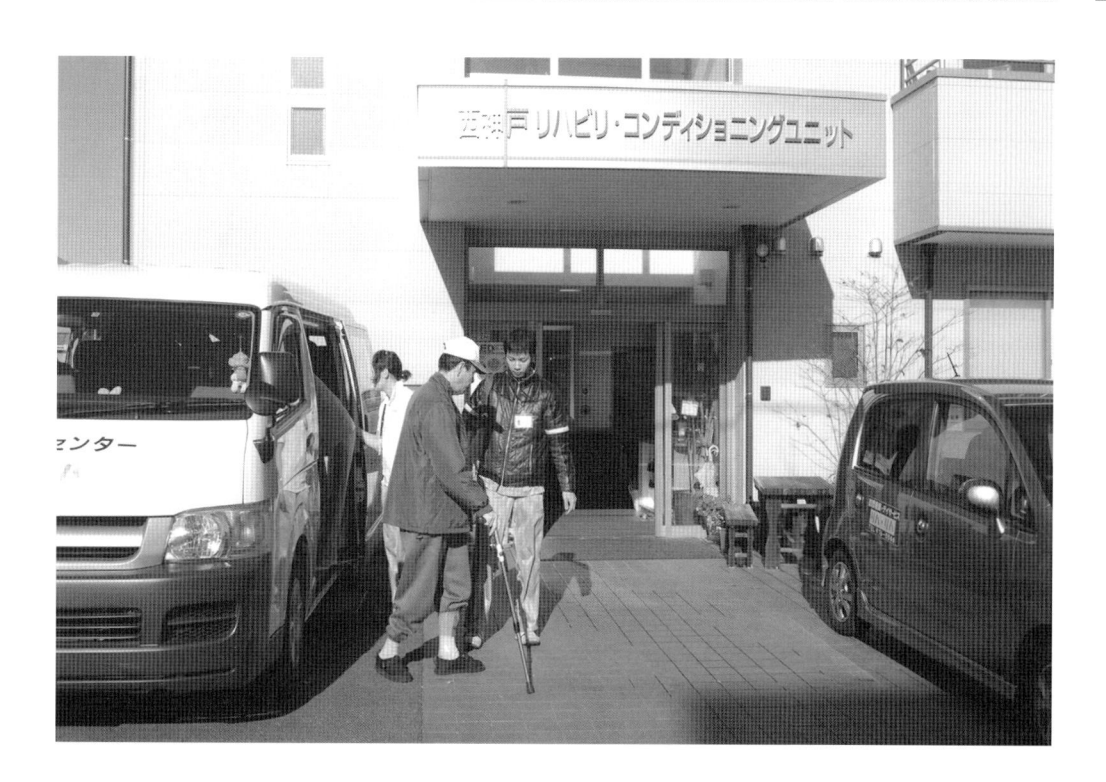

ヒント 55　アセスメントでこんな効果が！

　あるデイサービスセンターで，アセスメントを重ねることによって認知症の男性を見事に支えた話を聞きました．

　デイサービスに通い始めた当初は，デイサービスの送迎車から降りるなり職員に掴みかかるような状況であった認知症の男性が，半年後には利用者を相手に笑顔で将棋を指すようになったというものです．

　デイサービスセンターのスタッフはその男性を徹底的にアセスメントしました．

　例えば，「この方は，怒ってデイサービスセンターから出て行くと，隣にある公園，周囲300mを500歩で12分かけて歩いて帰ってきた」などと，何とか彼の行動を客観的に捉えようという努力を重ねました．その甲斐あって，スタッフたちは「この方は11時頃までに指示的な事を言われると怒る」「気持ちの混乱が始まると黙り込んで，その次に落ち着きなく歩き回る」といったことを見つけます．それを受けて，「11時頃まではなるべくスタッフが関わらない」「彼が黙り込み始めると，スタッフも黙って横に座る」などといった対策を重ねました．そしてついに彼は混乱の状況から脱して，利用者と笑顔で将棋を指すようになった．まさにアセスメントの勝利と言えるケースレポートです．

> 　私自身，ケースをよく見ているようで実は見ていなかったことを反省することが多々あります．もちろん，ケースを見てはいるのですが，見るべきポイントがずれている．あるいはポイントを定めず「ただ見ていた」時に反省すべき状態が起こっているようです．
> 　このことについて，次のヒント56でもう少し詳しく考えます．

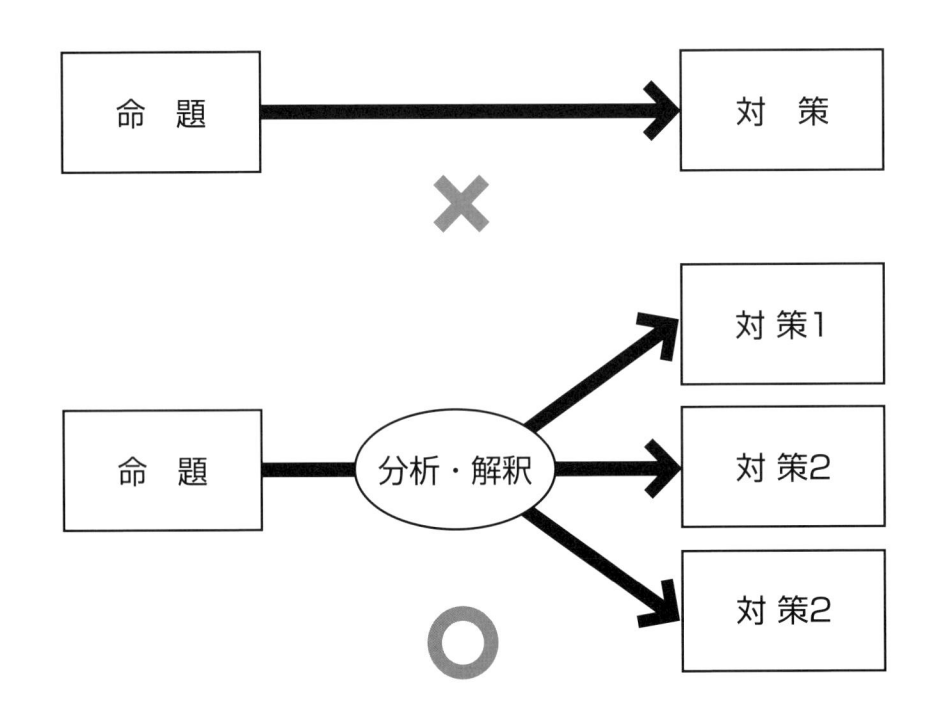

```
┌─────┐        ┌─────┐
│ 命題 │───────▶│ 対策 │
└─────┘        └─────┘
          ✕

┌─────┐    ╱─────╲     ┌──────┐
│ 命題 │──▶│分析・解釈│──▶│ 対策1 │
└─────┘    ╲─────╱  │  └──────┘
                    │  ┌──────┐
                    ├─▶│ 対策2 │
                    │  └──────┘
                    │  ┌──────┐
                    └─▶│ 対策2 │
                       └──────┘
          ○
```

ヒント 56　アセスメントを省かない！

「歯の無い82歳の女性が食べやすい肉じゃがを考えてください」という問いにどう答えますか．

「柔らかく煮込んだ肉じゃが」と答えた方は，残念ながら0点です．

「歯が無い人はどうやって噛むのかな．歯ぐきで押しつぶす，舌と上顎で押しつぶすことになるだろうな．そうであれば柔らかく煮込む必要があるな」というのが60点の答え．

60点の答えに加えて，「押しつぶしやすい具材の大きさを考えることが必要だな」「適切な固さを考えることが必要だな」「介護者が側にいるのなら，その場で本人と相談しながら工夫することもできるな」といった複数の選択肢が用意されれば100点に近づきます．

これを図に書きました．私たちは，ついつい与えられた命題（課題）に対して，アセスメントをとばして答えを出してしまうことがあります．これは言うまでもなくよくないことで，プロとしてあってはいけないことです．

命題（課題）をアセスメントして，一つとは限らない対策を丁寧に考えていく．このような姿勢を保つことによって，間違ったサービスを提供することを防ぎ，今まで無かったサービスを作っていくこともできます．

> 率直に言って，今の介護現場では，ケアプランという介護の根本となるものも含めて，この「アセスメント省き」が多発しています．
> 　アセスメントとはアセスメントシートを埋めることではなく，目の前の出来事に客観的なデータを与え，それを分析・解釈することだということをあらためて強く認識しておきたいものです．

技術が大切　第5章

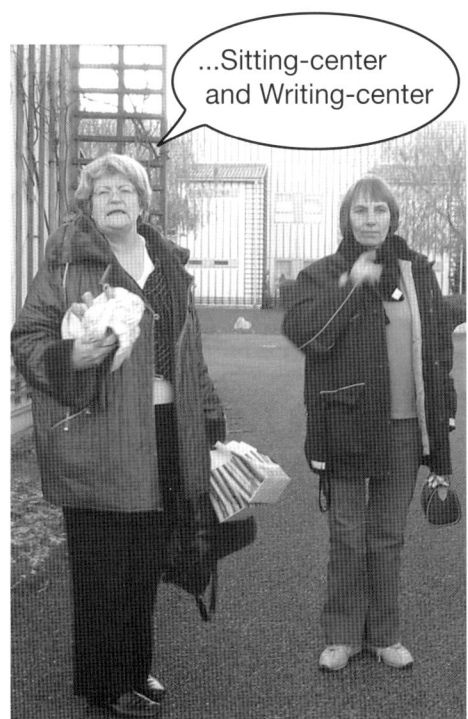

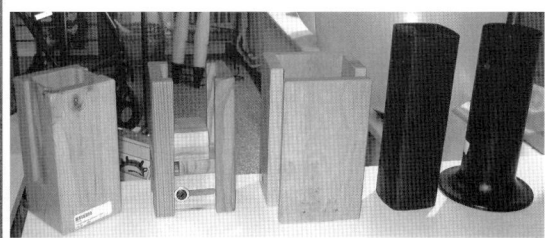

...Sitting-center and Writing-center

ヒント 57　うまく座ることの大切さ

　一昔前のリハビリテーションや介護現場では「寝たきり」が最大の課題でした．ところが今は違います．かなり重度の障害のある方も寝たきりであるということは珍しくなってきました．

　そこでテーマとなるのが「うまく座ること」です．

　写真の女性はデンマークの補助器具センターの所長です．彼女は何度も日本を訪れ，病院や老人保健施設，特別養護老人ホームなどで研修を行っているため，わが国の現場を良く知っています．デンマークで彼女のレクチャーを受けたときの言葉が今でも私の記憶に突き刺さっています．

　彼女は日本のデイサービスの写真を示しながらこう言いました．「日本はどの施設でも，利用者がとんでもない格好で座らされている．だから動ける人も動けなくなっている．その横で職員は，熱心に利用者の記録を書いている．」

　とても厳しい指摘ですが，ここは前向きに受け止めたいと思います．「動くことの出発点ともなる座位」について，私たちはもっと興味をもって関わるべきであることは明らかです．

　そこで，うまく座ることに関する6つのヒントを書いていくことにしましょう．

　　北欧の福祉ショップでは写真のような，椅子やテーブルの高さを調整するための「袴」が売られています．
　　椅子に座ることの歴史の差と言ってしまえばそれまでですが，高齢者リハビリテーションや介護を専門とする施設でも，椅子やテーブルの高さにこだわっていないわが国の現状からするとドキッとさせられます．

57

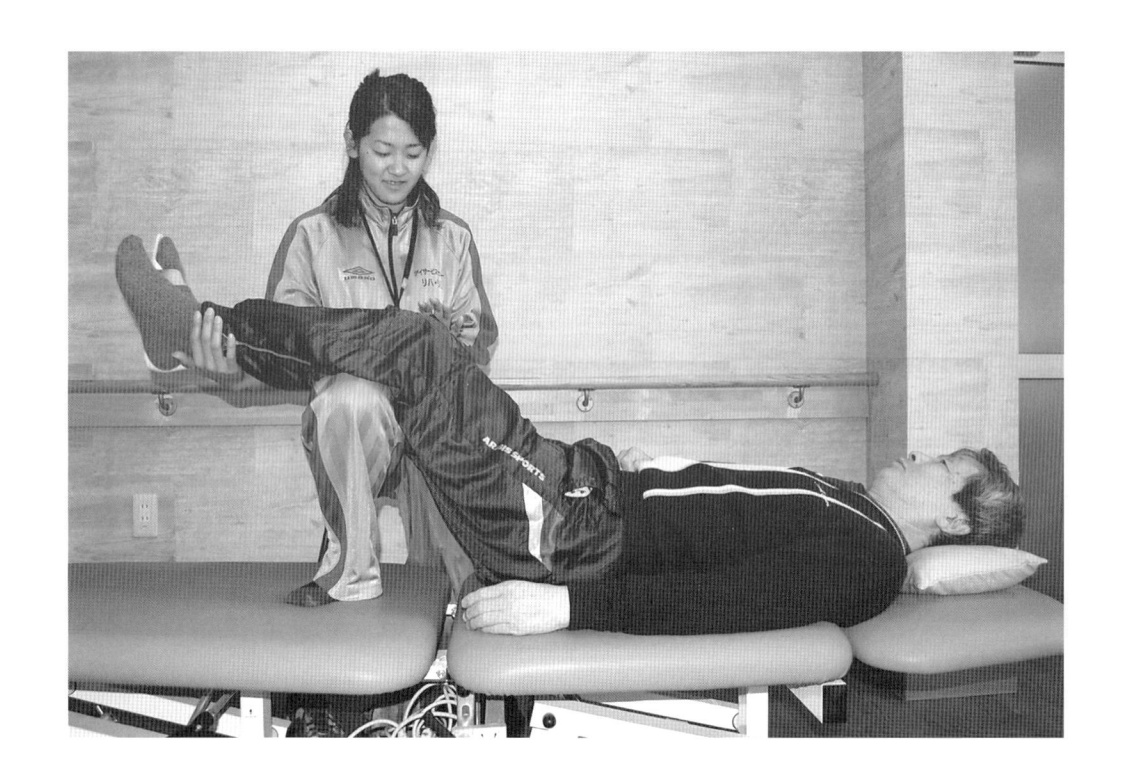

ヒント 58　うまく座る① ― 長く寝ている人が座るために

　長く寝ている人が起き上がると後ろに倒れがちになることを経験します．
　これは，長く仰臥位でいると，背が反り返るような緊張が筋肉に起こることが原因です．
　そこで，起き上がる前にちょっとした準備をしておくことが有効です．
　写真のように寝ている人の膝の下に介護者の脚を入れます．目指すのは股関節・膝関節が90度ずつ曲がることですが，ここまでいける人はまずありません．それどころが，膝の下に脚を入れると膝や股関節が曲がらずお尻が持ち上がってくる人さえいます．
　それでもその状態で2～3分保持すれば少しずつ柔らかくなってきます．その上で，お尻が床面に着き，股・膝関節が少しでも曲がってくれれば，体全体の緊張が落ちたと思って間違いありません．
　このような準備を終えてから，できれば長座位よりも端座位をとることが望ましい座位の取り方といえます．

> 　このヒントで示した方法で体の緊張が弛むと，股関節が左右に開くことも容易になってオムツ交換などの時にも有効です．
> 　固い体を無理やり動かされることは当人にとってとても辛く，痛みが一層緊張を高めることになります．
> 　是非，準備を怠らない介護を心掛けたいものです．

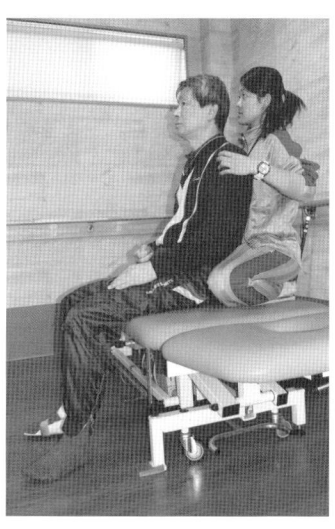

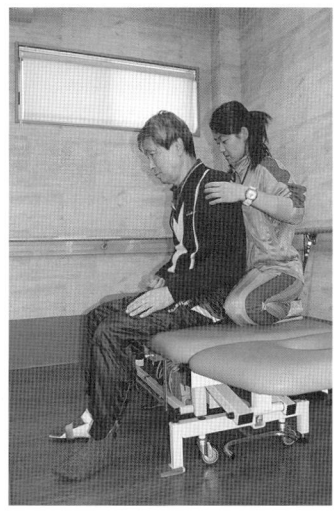

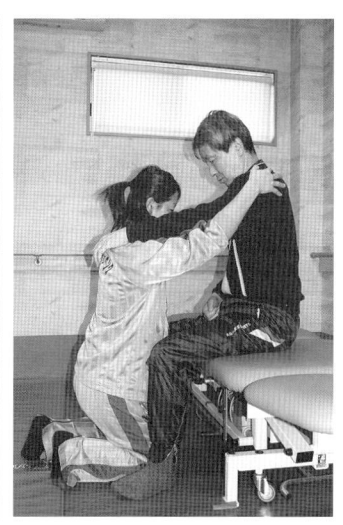

ヒント 59　うまく座る②──体が反り返る人が座るために

　さて，ヒント58のような準備をして端座位をとっても，まだまだ後ろに倒れそうになる人は多くいます．

　そのような時は，介護者が後ろに回り，介護者の脚で当人の骨盤をしっかりはさんで保持した上で，後ろにもたれてもらいます．そして，「後ろにしっかり押してください」と言い，当人に一層後ろに倒れてもらいます．その次に「はい，力を抜いて前にいきましょう」とするわけです．

　不思議なもので，後ろに反りかえる傾向がある人も，自分自身で後ろに押した分は自力で緩めることができます．その自力で緩めるタイミングに合わせて，介護者がおまけを貰うつもりで少し前に押します．これを数回繰り返すうちに反りかえる力が段々と弱くなってきます．

　これにより何とか自力で座れるようになれば，今度は介護者が前に回り，当人に介護者の体を押してもらいます．ここまでできればしめたもので，当分の間は背が後ろに反りかえって倒れてしまうことはありません．

　　後ろに反りかえる人に何とか座ってもらおうと，後ろに布団を丸めた詰め物をすることがあります．しかし，これは固い体を無理やり座る姿勢に押し込んでいるだけなので，当人は苦しく，また座位につながるものでもありませ．
　　固い体をまず柔らかくすることから考えることが大切です．

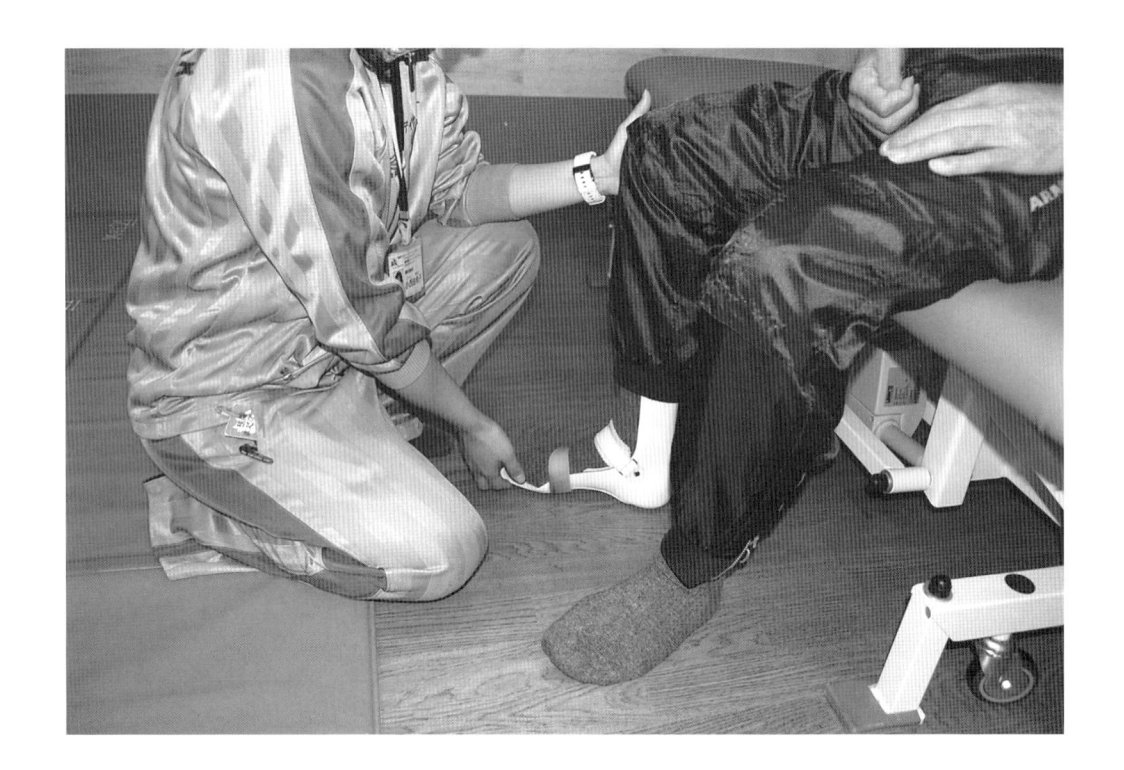

ヒント 60　うまく座る③―足底をしっかり床につける

　寝たきり全盛時代に，両方の下肢がひどく屈曲拘縮している方がたくさんいらっしゃいました．これは非荷重性の屈曲拘縮とも呼ばれるもので，本来，立ったり・座ったりしていることによって下肢にかかるべき荷重が，寝たきりであるために無くなったことが原因となって起こるものです．

　下肢は荷重が加えられることによって伸び，寝たきりなどで荷重が無くなると曲がります．

　このことを頭に置いて，現場での姿を思い浮かべてください．皆さんが関わっているケースは，ベッドや椅子に座った時にしっかりと足底が床についていますか．

　しっかり足底が床について体重がかかっていれば，これ自体が立派なリハビリテーションです．逆に，足底がついていないか，ついている場合でも，床面が例えば週刊誌を束ねて踏み台にしたような不安定で柔らかなものだと，下肢についてはリハビリ効果がありません．

　ただ座っているだけというのは，あまりにもったいない気がします．せっかく座るなら，楽に座れて，しかもそれ自体がリハビリとなるような一工夫をしたいものです．

　この一工夫が目の前のケースの身体機能を大きく左右すると言っても決して大げさではありません．

　せっかく電動ベッドがあるのに座るときに高さが調節されていない．立ち上がるときに適切に操作されていない．これはとても残念なことです．
　電動ベッドは，指でボタンを押すだけで操作できるリハビリテーション機器だと思って活用してみてください．

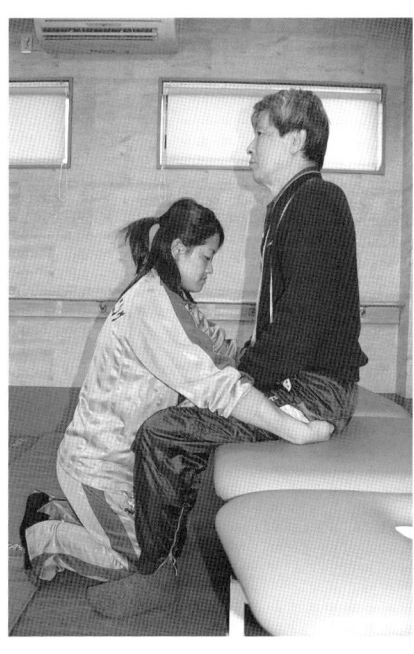

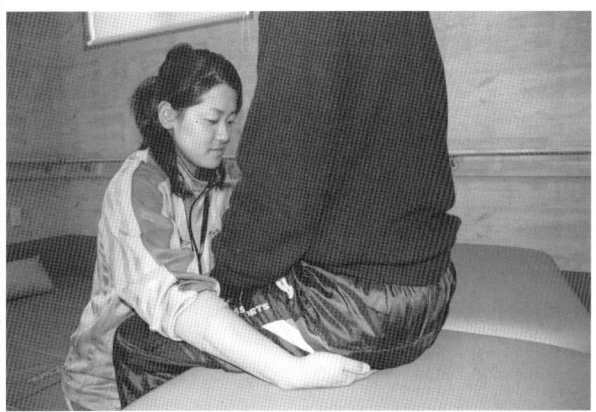

ヒント 61　うまく座る—④体重を左右均等にかける

　左右のお尻に体重が均等にかかっていない座位によく出会います．介護を必要とする高齢者ではほぼ全員がそうであるとさえ言えます．

　試しに，どちらかのお尻に体重を8割ほどかけてみてください．そうしたまま上半身をまっすぐにして座ってみてください．とても苦しく長時間続けられるものではないはずです．これが障害高齢者の座り方です．

　さて，どうすればこの問題は解決できるか．実は決して難しくありません．

　座っている方のお尻と座面の間に，手のひらを上にして手を差し込みます．指先が座骨にあたるほど差し込むと，どちら側のお尻にどれくらい体重がかかっているかが分かります．

　体重の偏りが分かれば後は簡単です．体重がかかっていない側のお尻の下にある指を動かしながら「はい，こちら側に体重をかけましょう」とやれば，私の経験では，認知症の方も含めてすべての方が体重の移動をすることができました．

　こうしたことを何度か繰り返して，座っている方自身が体重移動を簡単に行えるようになるとしめたものです．今までとは見違えるような，安定した楽な座り方がその時からできるようになります．

> 　ついつい私たちは，「座るリハビリをしましょう」「立つ練習をしましょう」と考えてしまいがちですが，介護に関わる場合は，まずは普段の暮らしの中で，理にかなった姿勢や動きを心がけることが何よりも大切です．

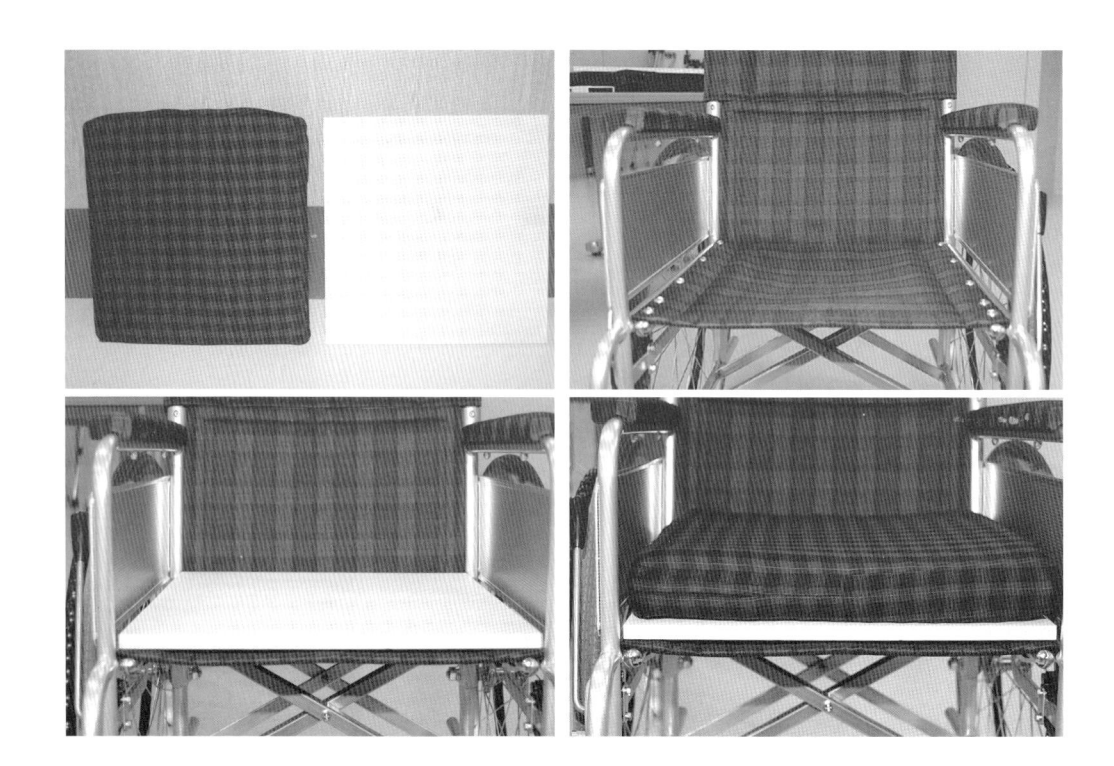

ヒント 62　うまく座る—⑤車いすを調整する（座面）

　皆さんは車いすに1時間以上座ったことがありますか．やってみるとこれはとても苦しいものです．私も何度か試みましたが，気がつくと途中でやめていました．ところが，障害のある高齢者はその状態に一日中おかれている．これは何とかしたいものです．

　「車いすはモジュール化すべきで，そもそも車いすは移動用の道具として扱って，食事の時などには乗り換える」ということに世の中が向かっているのは事実ですが，実際はまだまだです．夢は夢として，まずは現実を少しでも良くしましょう．

　まずは座面です．

　一般的な車いすの座面は布張りの不安定なものです．ヒント59で書いたように，ただでさえ不安定さのある方が座るには明らかに不適です．

　そこで，まず座面に厚さ1cm程の板（ホームセンターで簡単に手に入ります）を置きます．これで布張りの不安定さは解消されます．そしてその上に5cm程度の低反発のクッションを置きます．これによってお尻を包み込むような安定感が生まれます．

　たったこれだけのことで，キャンプ椅子がちょっとしたソファーの座り心地に変わります．そしてその座り心地の良さは，安定して楽に座れるということを実現します．

> このような方法の他に，クッションとセットになったランバーサポート（腰背部を支えるクッション）などが製品化されています．もちろんこれらは優れたものですから活用したいものですが，まずは事業所に一枚の板とクッションを置いて，色々な方に具体的に試していくことが大切です．

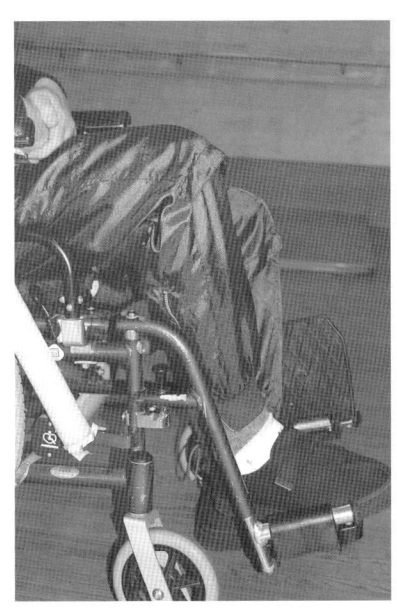

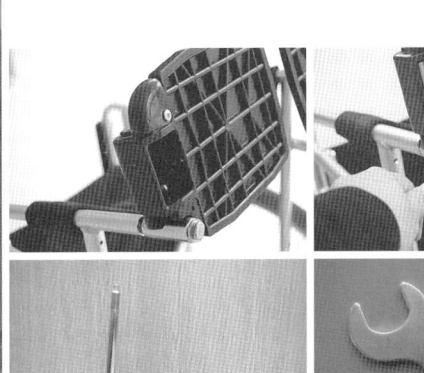

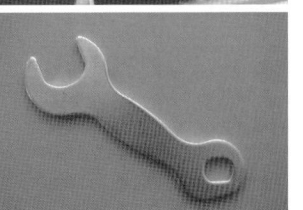

ヒント 63　うまく座る—⑥車いすを調整する（フットプレート）

「腰が前にずれて仙骨部分が座面に接して，頭は後ろに反ってしまっている」という姿勢が，悪い車いす座位姿勢の典型です．

この姿勢からでは，立ち上がることができないことはもちろん，体幹の緊張がますます悪くなり，座ることにも寝ることにも悪影響を与えます．

さて，この前にずった姿勢，これに最も大きな影響を与えているのが高すぎるフットプレートです．皆さんが椅子に座り，背もたれにもたれず両膝を上に持ち上げると，腰が前に進み頭が後ろに倒れるように動くはずです．これが，高すぎるフットプレートによる「前ずり」の理屈です．

座ったときに，大腿の後面とシートの前縁の間に指が1～2本はいる程度の高さが，このような前ずりを起こさず楽に座れる姿勢です．ヒント62で書いたように座面を整えた後にフットプレートの調整をすると，大多数の方の姿勢は明らかに良くなります．

> 車いすのフットプレートを調整したことはありますか．初めての方は「へぇ」と驚くような構造ですが，操作はとても簡単です．
>
> 見たことのないものは扱いにくい，慣れない作業は億劫だというのが人間です．それを逆手にとって，作業に慣れてしまう，作業に必要な工具（スパナ一本ですが）を目につくところに用意しておく．これだけのことで，みなさんの周りの車いすは素晴らしいものに様変わりします．

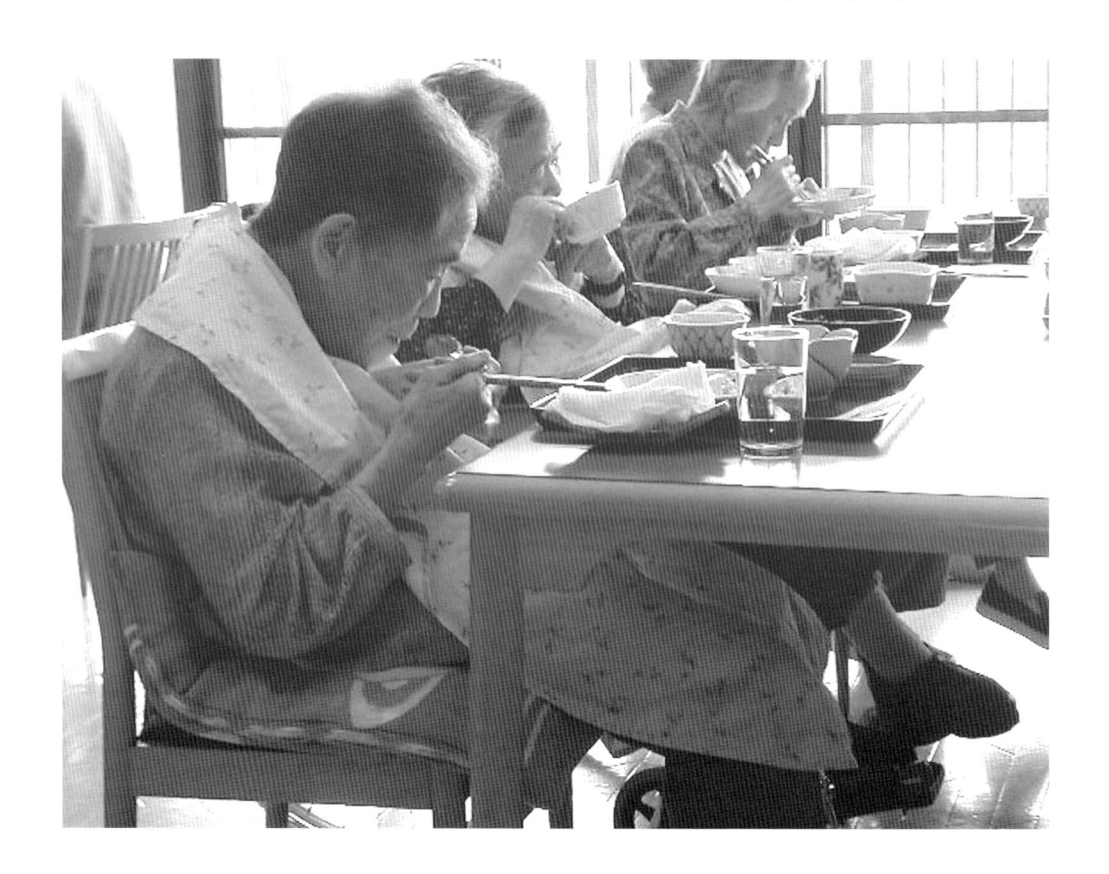

ヒント>64　うまく座る—⑦椅子の高さと机の高さで嚥下も変わる

　写真はあるデイサービスセンターでの光景です．座っている人の体格，椅子と机の高さが調整されていないために，まともに食事ができる姿勢になっていません．

　実験をしてみましょう．まっすぐ前を向いて唾を飲み込んでみてください．簡単に飲み込めたはずです．次は顎を前に突き出して飲んでみてください．先ほどとは違って飲み込みにくかったはずです．

　このように顎が前に出た状態になると，嚥下はとても難しくなり往々にして誤嚥につながります．

　食事姿勢の最も大切なチェックポイントは，横から見て顎が前に出ていないことです．

　そのような姿勢を保つためには椅子と机の高さを調節することが大切です．お臍から少し上にくる高さに机面を調整して，机上に手を置くような姿勢をとれば，顎が前に突き出す食事姿勢はほとんど防げるはずです．そしてこれは誤嚥性肺炎というとても恐ろしい病気を予防することに直結します．

> 　食事の姿勢を見るときは必ず横方向からも見てください．横方向から写真を撮っておいて姿勢の変化を見ることが有効です．
>
> 　これからの介護技術を作っていくためにも，このような観察と対策，記録を積み重ねることがとても大切です．

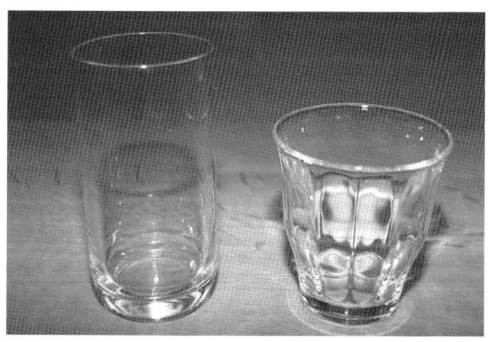

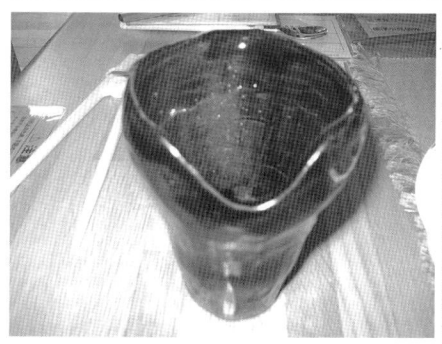

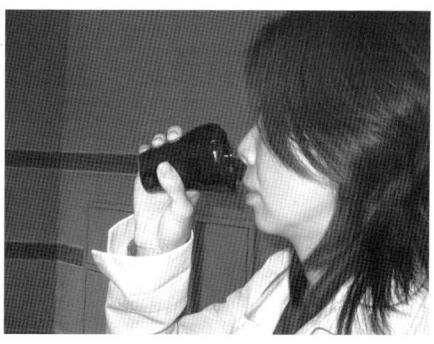

ヒント 65　嚥下―その他の技術

　誤嚥を防ぐためには，ヒント 64 のように「顎が突き出ていない食事姿勢」をとることが大切です．

　そのための基礎となるのは姿勢ですが，実際に食事をとるときの道具や介助の仕方も大きくかかわります．

　写真（上段写真：左）のように口が細くてスマートなグラスは嚥下障害のある方にはよくありませ．顎を引いたままではせいぜい 2～3 cm しか飲めません．その後は顎を突き出して飲むことになってしまいますから，このような形のグラスは誤嚥を招く危険なものということができます．

　どうしてもこのようなグラスを使う必要があるときは，常に飲み物を一杯にしておくような気遣いが必要です．

　このようなことから，誤嚥の心配のある方には口の広いカップ（上段写真：右）を使うことが勧められます．やや特殊なものとして，カップを傾けても鼻にあたらない形状をしたノーズカットカップ（下段写真）なども考案されているほどです．

　いずれにしても顎が前に突き出さない姿勢をとることのできる姿勢・道具・介助の方法をチェックすることが大切です．

　今でも時々見ることのある介護者が立ったままの食事介助，このような光景に出会う度にぞっとします．礼儀がどうのという前にこれほど危険な介護方法はありません．

　上から食事介助をされれば，当然，顎は前に突き出します．誤嚥性肺炎は死を招くことさえあるということを知っていれば，どんな状況であっても絶対にあり得ない介助方法であるはずです．

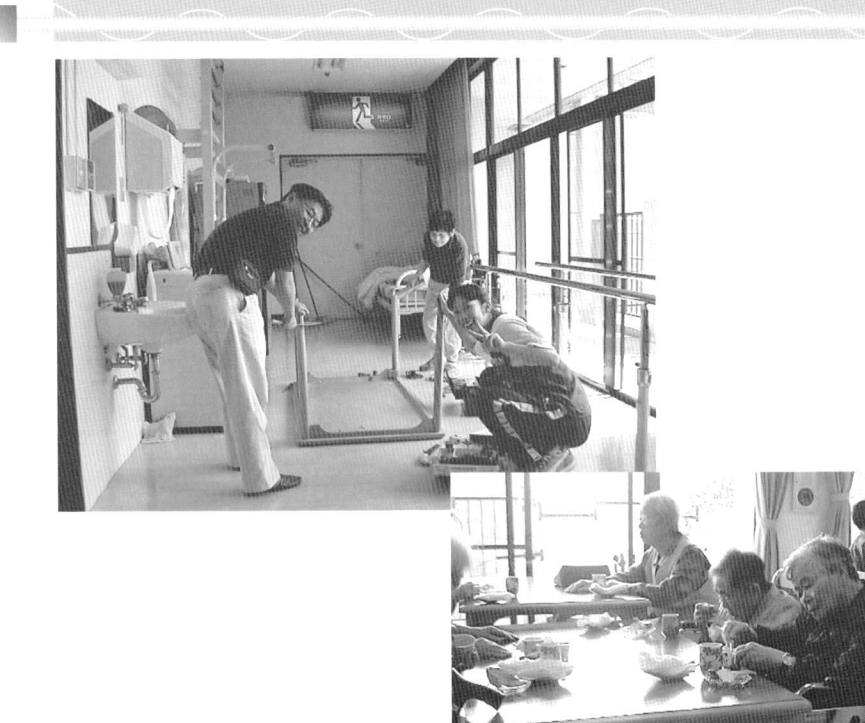

ヒント 66　具体的に技術を発揮する

　ヒント64のデイサービスセンターの話に戻ります．

　デイサービスの職員もこのような姿勢を何とかしたいという気持ちはありました．しかし，「じゃあこうしよう」という決断を下して実行に移すほどの技術がありませんでした．

　そこで私は，椅子や机のサイズを測り，利用者の体格を考えると机の脚を8 cm切れば状況がかなり改善できることを伝えました．

　それが分かれば元々やる気満々の彼女たちですから，あっという間に脚を切る用意が整えられました．椅子の固い脚を切って細かな調整をするには3時間ほどの時間はかかりましたが，その後には写真のように明らかに状況が改善されました．

　この写真は私の大好きなものです．理屈に過ぎることなく，具体的に問題が解決に向かっています．

　具体的に技術を発揮すること．これはとても大切なことです．

> 　この仕事を終えて帰ろうとすると，デイサービスセンターの利用者に呼び止められ，「お兄ちゃん，いいことしたね」と褒められました．
> 　嬉しかった．本当に嬉しい言葉でしたが，私の仕事が毎日このような具体性をもっているのかと考えさせられもした褒め言葉でありました．

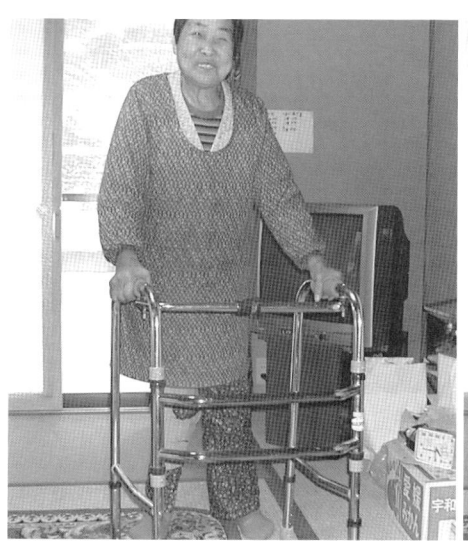

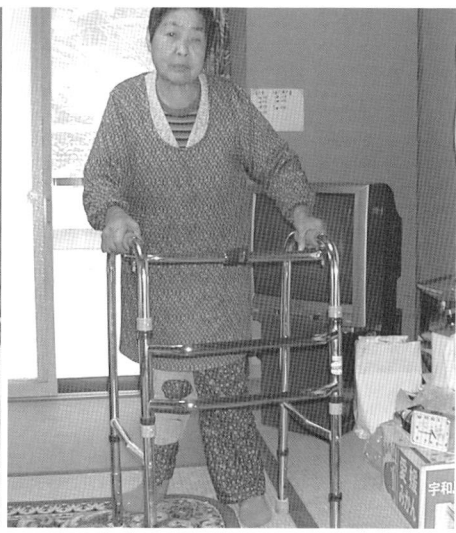

ヒント>67　当たり前の技術を的確に

　左右の写真を見比べてみて下さい．

　辛そうな右の写真の原因は「高すぎる歩行器」にあります．

　リウマチで上・下肢に問題ある人が，これほど力の効率が悪い歩行器を持てば痛みが出て当然です．その結果がとても辛そうな顔に表れています．

　歩行器の高さを一段階低くするという簡単な操作で，彼女の顔は見違えるほど柔らかいものになります．

　難しいことを成し遂げることも大切ですが，まずは確実に当たり前の技術を発揮すること．「歩行器を持って歩くのが辛い」という話を聞けば，しっかり話を聞いて対処法を考えるという態度が何よりも大切です．

　長すぎる杖，高すぎる歩行器によく出会います．その理由として耳にするのが「曲がった腰を伸ばすため」というものですが，これは全く逆効果です．

　長すぎる杖，高すぎる歩行器を持てば肘が曲がります．テコの原理で考えれば，曲がった肘で下に押すことは余計に力が必要なことは簡単に分かります．

　力を入れて体を支えるためには，肘が20〜30度曲がる程度の高さが適当です．体のバランスを保ったり，リズムをとるといった用途で杖を使う方にはもう少し長めのものが適当です．

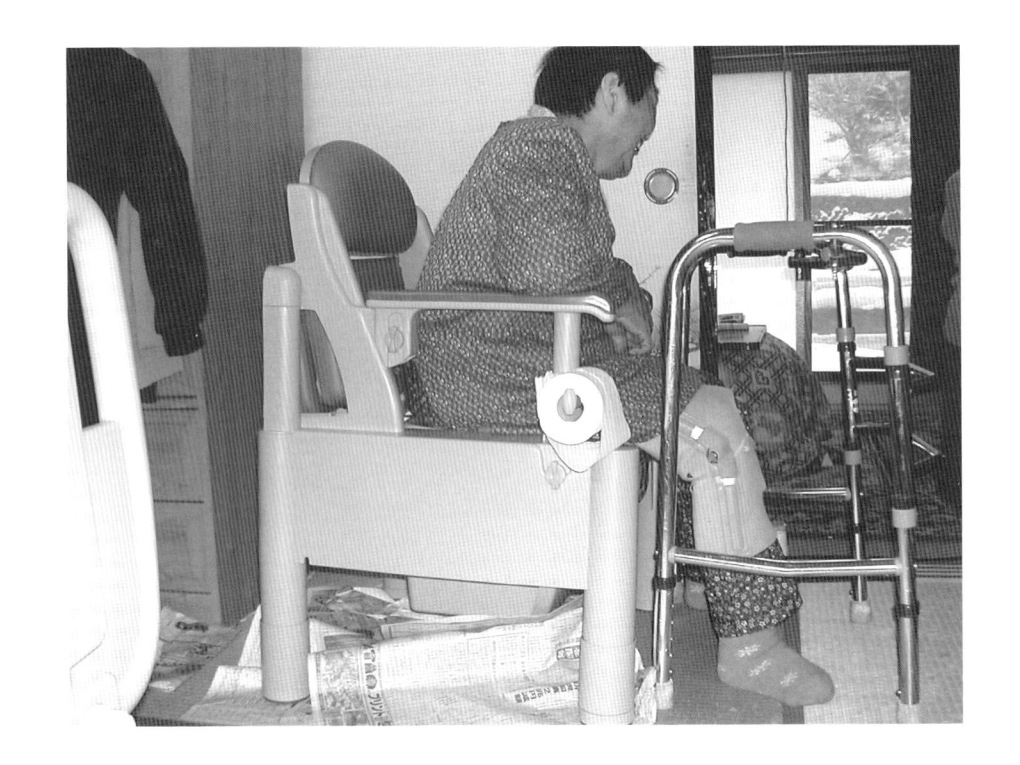

ヒント 68　難しいことは人に聞く

　この方はリウマチによる障害のため，楽に立ち上がるためには 45 cm 程度の高さが必要でした．ところがポータブルトイレを 45 cm の高さに調整すると足が床面に着かず，用便時に踏ん張ることができません．踏み台を用意するという方法もあるのですが，部屋の狭さや，動作の度に踏み台を移動させる手間が必要で実際的ではありません．

　これはヒント 67 のように簡単に解決できる課題ではなさそうです．誰もがすぐに対処できるものではありません．

　さてどうしたものか．

　このような場合に大切なことは，自分一人で抱え込まずに，課題を解決できそうな人に尋ねるという姿勢をもつことです．

　このケースは，ホームヘルパーから相談を受けた理学療法士が，ポータブルトイレの後脚を 3 cm 高くして座面に前下がりの角度をつけることと，立ち上がるときに頭を下げてお尻を持ち上げるという動作方法を提案してうまく課題を解決することができました．

　「相談する」ということによって，自分にない知識や技術を，サービス利用者に提供することも可能になるというわけです．

　相談することが身に付くと目に見えてサービスの質が上がります．
　ただし，人に相談するためには「課題を見つける目」と「自ら相談するフットワーク」が不可欠です．まずは相談の効果を実感して，そのような力を養う動機としていただきたいものです．

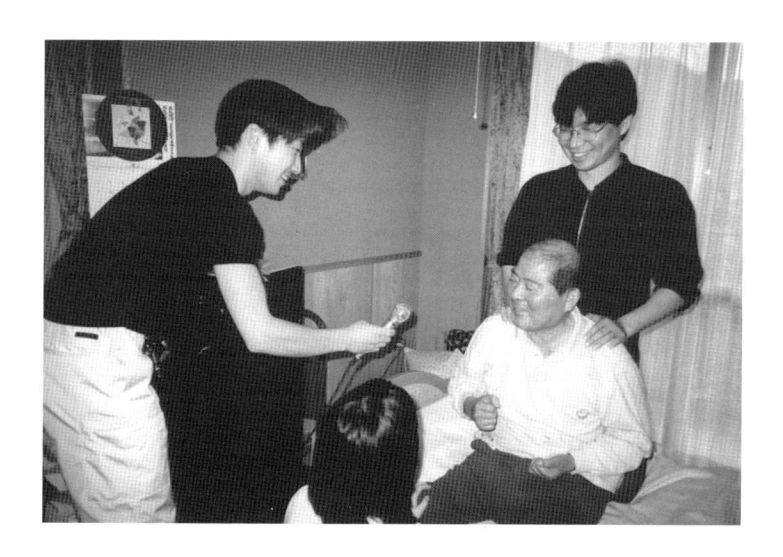

ヒント 69　人に伝える技術①――主は拒否された？

　特別養護老人ホームのケアワーカーが，写真のMさんに呼吸のトレーニングを兼ねたカラオケを勧めました．

　「Mさん，ロビーでカラオケを歌いませんか」この誘いにMさんは珍しく怒りました．「声の出にくい私に人前で恥をかかすのか」「あなたは私の気持ちが分からないのか」というのが怒りの理由です．

　さてケアワーカーはどうしたか，彼は，Mさんにカラオケをすることの意味を説明したり，ケース記録に「主は拒否された」と書いて事を終えたりすることはしませんでした．

　このケアワーカーは，Mさんの気持ちを推し量れなかったことを詫びて，詫び続けました．その彼の姿に「いやいやあなたは私のことを思って勧めてくれたんだね」とMさんの気持ちが柔らかくなったときに，なんとケアワーカーは「この部屋にカラオケの機械を持ってきます」と言ったそうです．この言葉につり込まれるようにMさんは「そうか，じゃあ歌おうか」となって，この写真ができあがりました．

　このような状況になったとき，往々にして私たちは「カラオケは呼吸のトレーニングに良いですよ」などとこちらの正しさを説明してしまいます．これは明らかに誤った伝え方です．珍しく怒ったMさんに私達がとるべき態度は説明や説得ではなく，ケアワーカーのとった「詫びる」態度であったわけです．

　「人を論破したければこちらの土俵に引きずり込め，人に同意や共感を得たいのなら相手の土俵に入って話せ」という言葉があります．

　私たちが関わるリハビリテーションや介護の仕事は，まさに相手の土俵に入って勝負するものでしょう．このケアワーカーは自らの失敗をきっかけにMさんの土俵に入り込んだ．その姿に接したMさんが今度はケアワーカーの土俵に入ってきてくれたわけです．

　人と人の関係性に目を向けて，伝え方やコミュニケーションについて考えてみると，行き詰まったケアの打開策が見えてくることもよくあるものです．

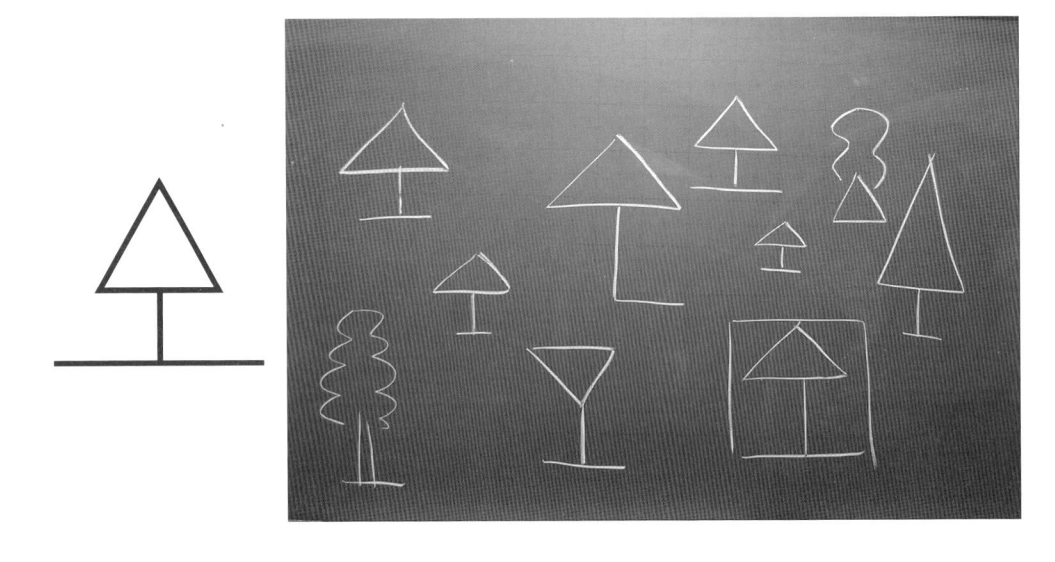

ヒント>70　人に伝える技術②—言葉で伝える難しさ

　研修会場で2人組を作って，一人の方には目を閉じてもらい，もうお一人に写真左の図形を見てもらいます．その上で「今，見たものを言葉だけでお相手に伝えてください．一分で終わって，その後，聞いた人がホワイトボードに図形を描いてください」ということをよく試します．

　その結果の一例を写真に示しています．

　よほどまじめに取り組んでもらっても，正解率はせいぜい1～2割です．中には写真中にあるようなとんでもない間違いが混じります．

　これは罪のないゲームですから笑ってすませられるのですが，実は私たちがスタッフ間で情報交換をするときにも同じような事態が起こっていると考えると怖くなってきます．

　目で見ただけの情報，耳で聞いただけの情報を言葉という抽象的な手段で伝達すると，このゲームのようにとんでもない伝わり方をしている可能性が高いということを知っておくべきです．

　いかに抽象的な出来事を客観的に人に伝えるか．実はこのことを意識して仕事を続けていると自ずとアセスメントの力がついてきます．

> 　例えばこの本を，一切写真を使わずに作ろうとすればどうなるでしょう．
> 　多分，何倍もの労力を使っても結局は出版にたどり着かないような気がします．それほど言葉だけで伝えることは難しいものです．
> 　リハビリテーションや介護の現場で求められる複雑な情報を共有するために，正確な言葉は不可欠です．それに加えて，写真やスケッチ，客観的に数値化できるものは数値化する．そのような姿勢を保つことによってこそ「介護の専門性」が作られていくはずです．

技術が大切　第5章

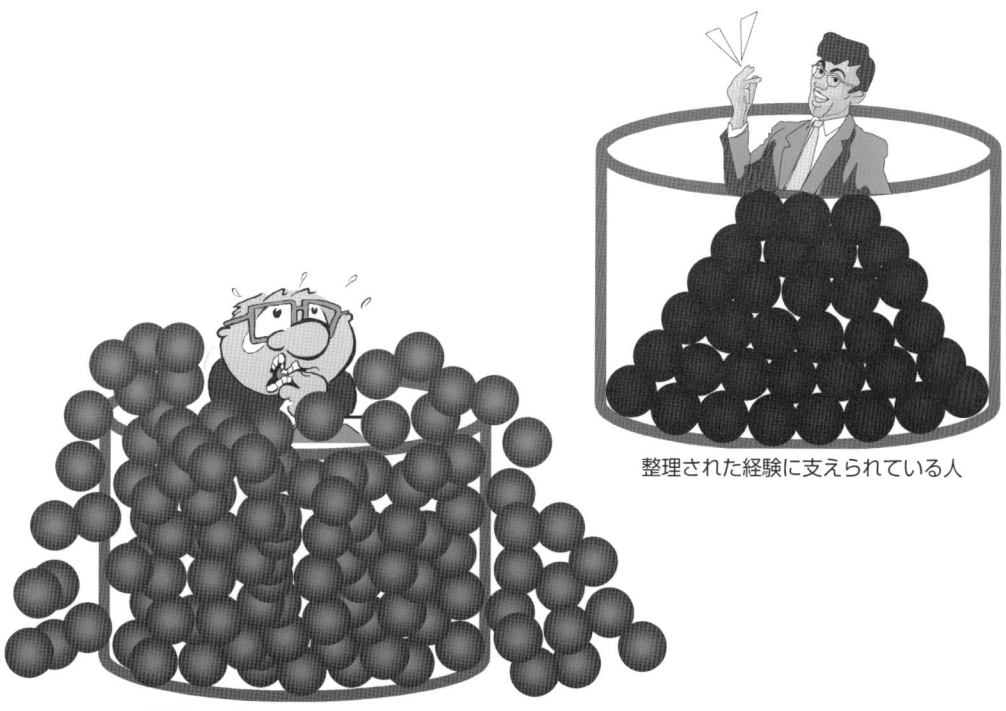

整理された経験に支えられている人

未解決の問題に溺れてしまっている人

ヒント>71　アップアップは成功の元

　左の写真は，難しい問題に溺れそうになっている人を描いています．
　一見，絶望的な状況のようですが，見方を変えれば右の写真のような姿になる一つの過程と捉えることができます．
　これは決して複雑な話ではありません．問題を抱えている人は，その問題を解決すること自体が経験と自信を生むことにつながるという話です．
　例えば，車いすの選び方が苦手なケアマネージャーが，車いすの問題をいくつも抱えて溺れそうになっているとしましょう．その時に，ただ溺れてしまうのではなく，仲間とグループを作って，車いすに詳しい人のレクチャーを受けたとします．もともと，車いすの知識もある方ですから2時間ほど話を聞けばある程度の知識・技術は身につきます．講師となってくれた人とも知り合いになって，具体的な相談もできるでしょう．
　一歩踏み出すことによって，溺れていた問題が材料になって知識と技術が生まれたわけです．

　　私の尊敬するデイサービスセンターのリーダーの話です．
　　彼は利用者に「どんな靴が良いの」と聞かれても答えられなかった．そこで彼は，手に入る介護用の靴を片っ端から履いて試してみたそうです．もちろん，すべての靴を試すわけにはいきません．それでも数種類の靴を毎日履いているうちに，靴の見方が分かってくるものだそうで，彼は今や，私も頼りにする靴選定人になっています．
　　一歩踏み出すこと，何よりも大切なことだと思います．

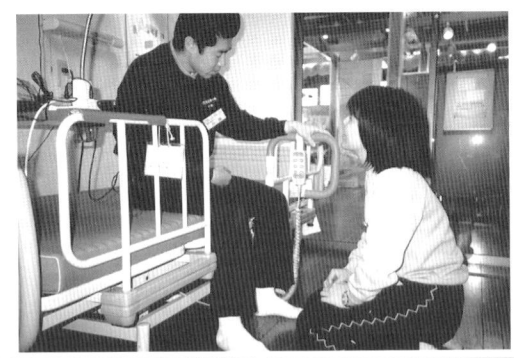

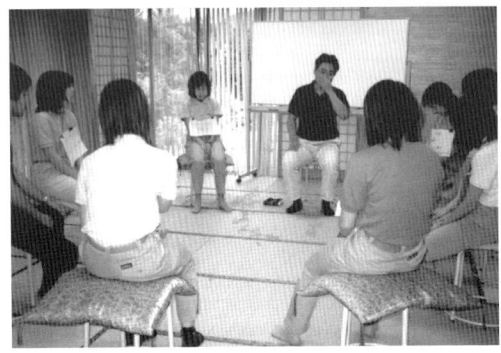

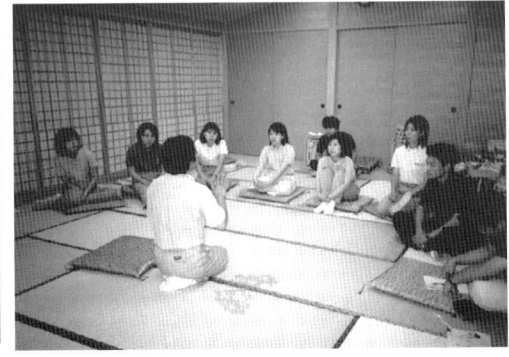

ヒント 72　練習すればうまくなる

　以前，私が勤務していた所でのスタッフの練習風景です．

　写真はアクティブリスニング，いかに利用者からうまく話を聞くかというトレーニングです．

　何か遊んでいるようにさえ見えますが，実際はとても厳しいものです．この二人を取り巻いて 10 人のスタッフがメモをとっています．15 分ほどの面接を終えた後，その 10 人から指摘を受けるわけです．

　「なぜ，先方が話そうとしていることを制して，聞き手がしゃべったのか」「明らかに先方が嫌そうな顔をしている話題になぜこだわったのか」などと，自分自身では気づかなった点を指摘されることは，その時はこたえますが大きな力になります．

　当たり前のことですが，どんな技術も練習すれば必ずうまくなります．逆に言えば，練習しなければ自己満足のレベルの技術としか言えません．

　人に見てもらう，そして指摘を受ける．これによってほとんどの技術は向上するものです．是非，このような機会を作って様々な技術を磨いていきたいものです．

> 　この職場で一緒に仕事をした理学療法士の話です．
>
> 　彼女は，元来おとなしい性格で，人前でしゃべることなどとても考えられないような人でした．それでも仕事ではそれが求められます．そこで彼女はとにかく練習しました．ここで紹介したような場面では，自ら「私にやらせてください」と手を挙げます．
>
> 　5 年ほどたったときには，彼女がその職場を代表するほどの話し上手になっていました．彼女の姿は，苦手なものこそ一歩踏み出して練習すれば本物の技術になることを教えてくれています．

第6章　北欧のケア現場から自立について考える

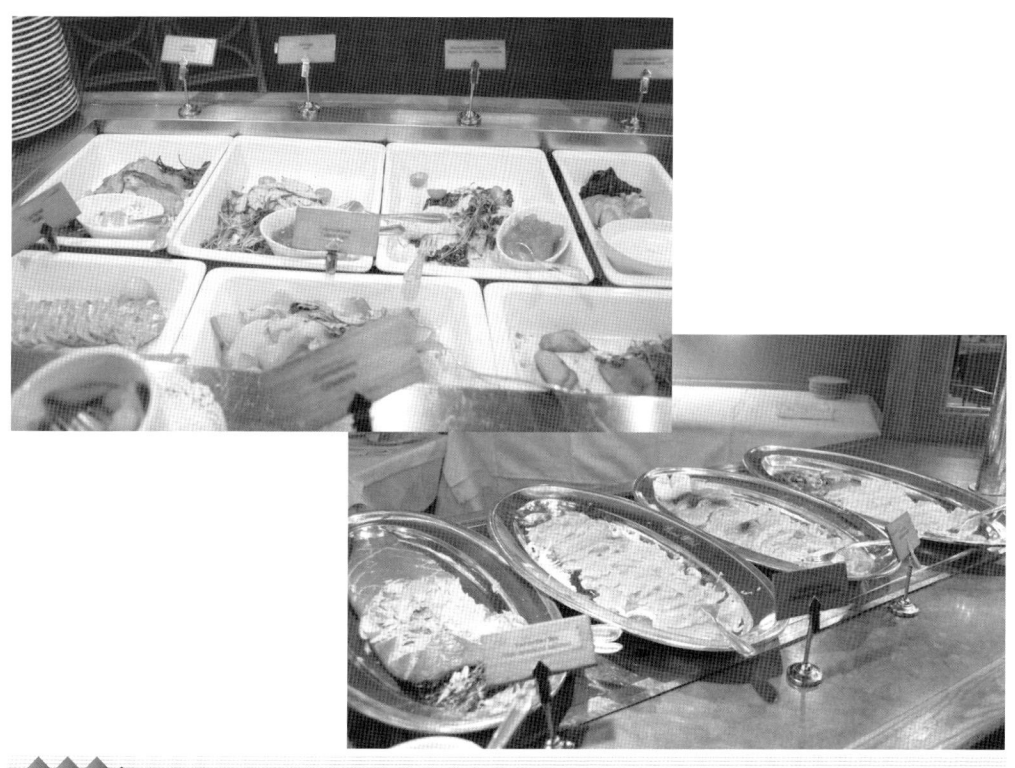

ヒント 73. 行為の自立・決定の自立

「自立」を支援するということは，リハビリテーションや介護の大きな目標です．

自立というと，例えば立てる・歩けるといった動作や，炊事や洗濯といった日常生活での行為がまず頭に浮かびます．これを「行為の自立」と呼ぶことにしましょう．その上でもう少し考えてみると，人にはもう一つの自立，立とう・歩こうと思い，炊事や洗濯をしようと決める「決定の自立」があることに気づきます．

ところが実際には，介護する人が「行為の自立」に懸命になるがゆえに，本人の「決定の自立」がないがしろにされている現場によく出会います．

これはとても怖いことです．当人が決めることを尊重しないということは，体に置きかえれば，動くことのできる人をベッドに縛りつけているのと同じことかもしれません．

写真は，日本のバイキングレストランの基になったといわれているレストラン（グランドホテル　ストックホルム）の様子です．普段，食の細い高齢者がビュッフェスタイルのレストランに出かけて，「びっくりするくらい食べた」ということを何度か経験しました．自分で選ぶ・決めることが生むエネルギーということができるかもしれません．

この章では，「決定の自立」というとても大切な事柄について，北欧で行われている認知症のケア，グループホームやデイケアでのケアを参考にしながら考えていきます．

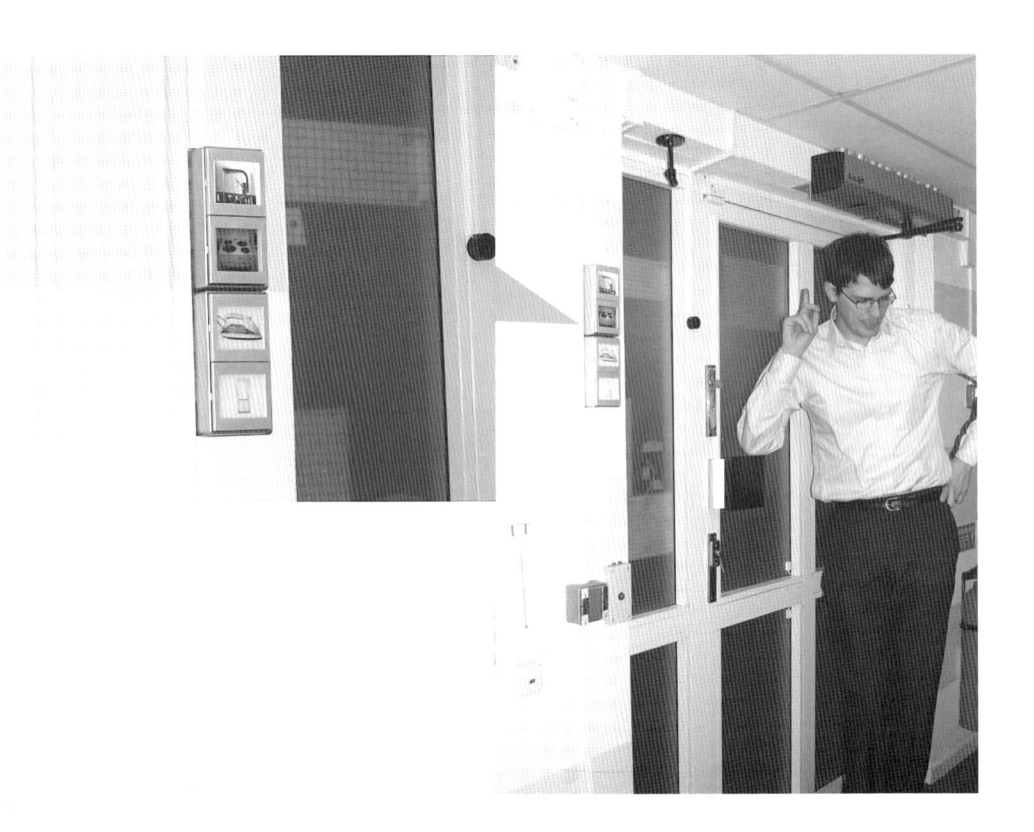

ヒント 74. 決定の自立を支援する①──シャットダウンは最後に

　この写真は，認知症に対するケアを研究するスウェーデン障害者研究所（SCI）の研究棟（スマートラボ）に設けられた仕掛けの一つです．

　写真左の機械は，認知症の方が家から出ようとするときに，「蛇口から水が出たままですよ，電磁調理器のスイッチが入っていますよ，アイロンのコンセントが抜けていませんよ，電灯が点いたままですよ」といったことを教えてくれます．そのサインに気づかず家を出てしまうと，家の外に付けられたブザーが鳴って知らせてくれるということを研究員が教えてくれています．そのブザーにさえ気づかず30秒たつと，自動的に水や電気が止まる仕掛けだそうです．

　一見ただの安全装置ですが，機械が水や電気を止める前にまずはメッセージを送り，人が自ら判断して動くことを支援しているところがポイントです．

　我が国の今のケアでは，安全を優先してこのメッセージを送る前に水や電気を止めてしまっているように思います．それ自体は優しい配慮ですが，見ようによっては当人が判断して行動する機会を奪っているともいえます．

> 　安全に配慮することは大切ですが，単純にシャットダウンするばかりでは適切なケアとはいえません．本来，自立を支援すべきケアが，何もしない人・できない人を作ってしまうことは絶対に避けなければなりません．
> 　そのためには，まずは当人の決定を待つということが，リハビリテーションや介護の場面で極めて重要であるといえます．

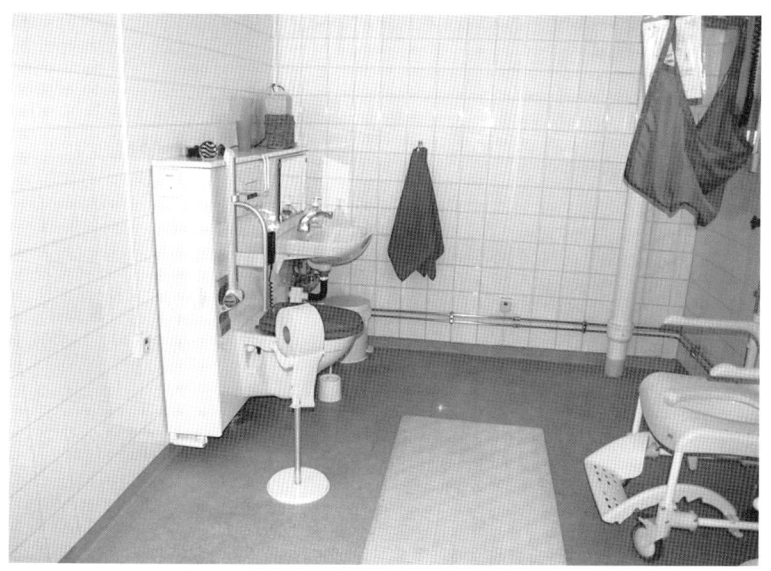

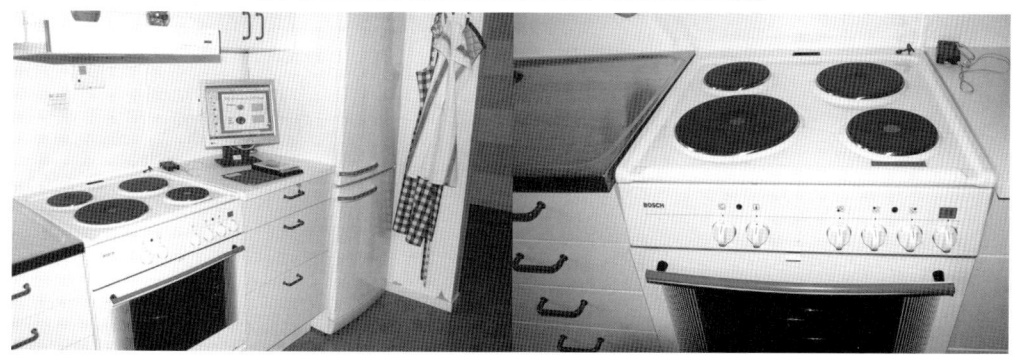

ヒント 75. 決定の自立を支援する②——赤い色に導かれる

　トイレの便座に赤い色が使われています．これは赤い色が認知症の方の注意を惹くことから考えられたものです．

　トイレには来たものの何をしに来たのか忘れてしまった．そんなときに赤い便座に誘導されて用を足そうと思い出す．このようなことをこの設備では試みています．

　電磁調理器や冷蔵庫に張られた赤いテープにも同じ狙いがあります．

　赤いテープのスイッチを操作すれば赤い印の付いた場所が熱くなる．冷蔵庫を開けるためには赤い所に手をかけるということを教えてくれています．

　このような簡単な仕掛けで認知症の方が落ち着き，どれほど多くの生活能力を手に入れるかと思うと，このアイデアと実践に頭が下がります．

　赤い色に惹かれるのとは反対に，認知症の方は黒，暗い色を避ける傾向があります．
　例えば特別養護老人ホームで，認知症の方に行ってもらいたい方に赤い色を使う，危険な場所には黒いカーテンを使ってみるといった工夫で，誰もが嫌々ながら仕方なく使っている「鍵の掛かった扉」を減らすことさえできるかもしれません．

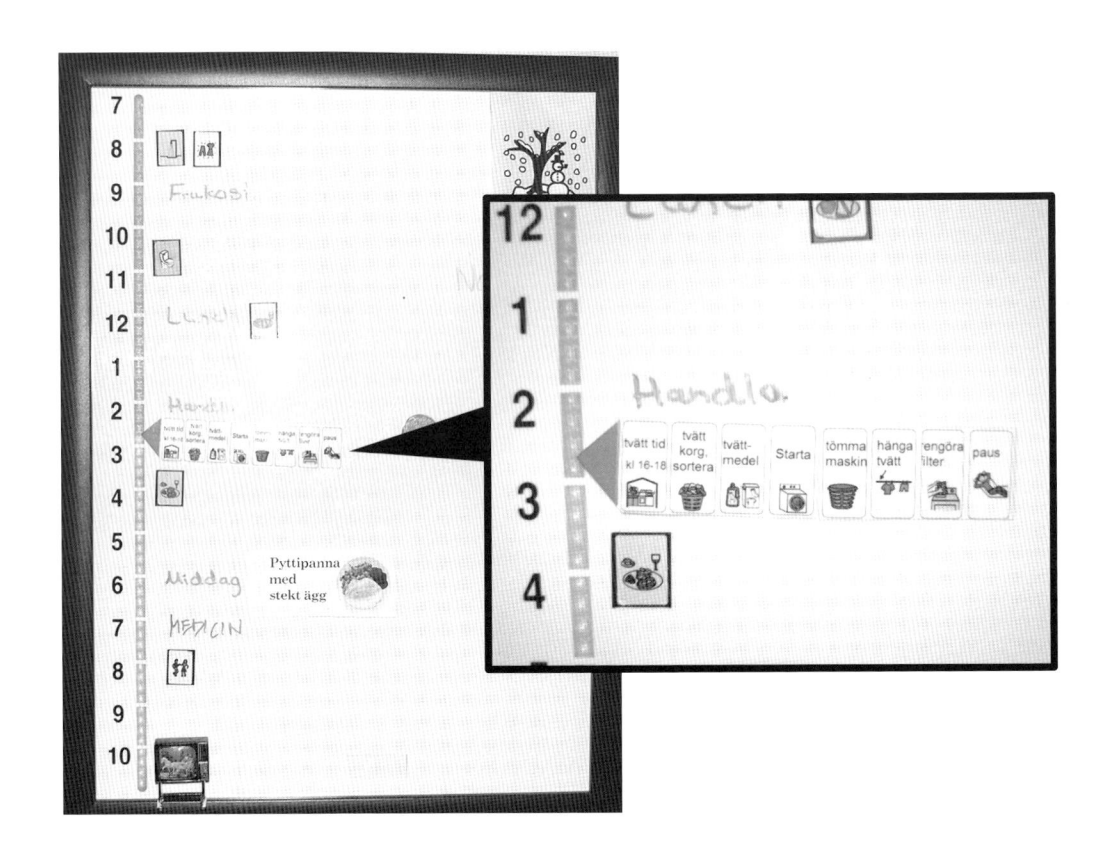

ヒント 76. 決定の自立を支援する③——今は何をする時間？

　30 cm×50 cm ほどのホワイトボードに時計が組み込んであります．この写真では午後3時を示しています．

　認知症では，時刻や場所が分からない，何をすべき時間なのか，何をすべき場所なのかが分からないといったことが不安を引き起こします．その不安が原因となって徘徊や怒りの行動，怯えの行動などを示す方によく出会います．

　時計付きのホワイトボードは，時間と成すべき事が分からない不安を一気に解消してくれます．朝は8時頃にご飯を食べよう，午後3時頃にはこんな家事をしようということが一目瞭然です．

　このホワイトボードは，時間と成すべきことを結びつけた「情報」を提供することによって，人が「さぁ，〇〇しようか」といった判断が行えるようにする，とても有効な自立支援装置であるということができます．

　私たちがケアサービスを提供するときにも，このように適切に情報を提供することに気を配ることは大切です．

　認知症の方に限らず，情報が曖昧であれば自ら判断することができません．伝えるべきことをしっかり伝える．伝えた内容を相手がどのように理解したかを上手に確かめる．このことはケアの質を高めるために不可欠なことです．

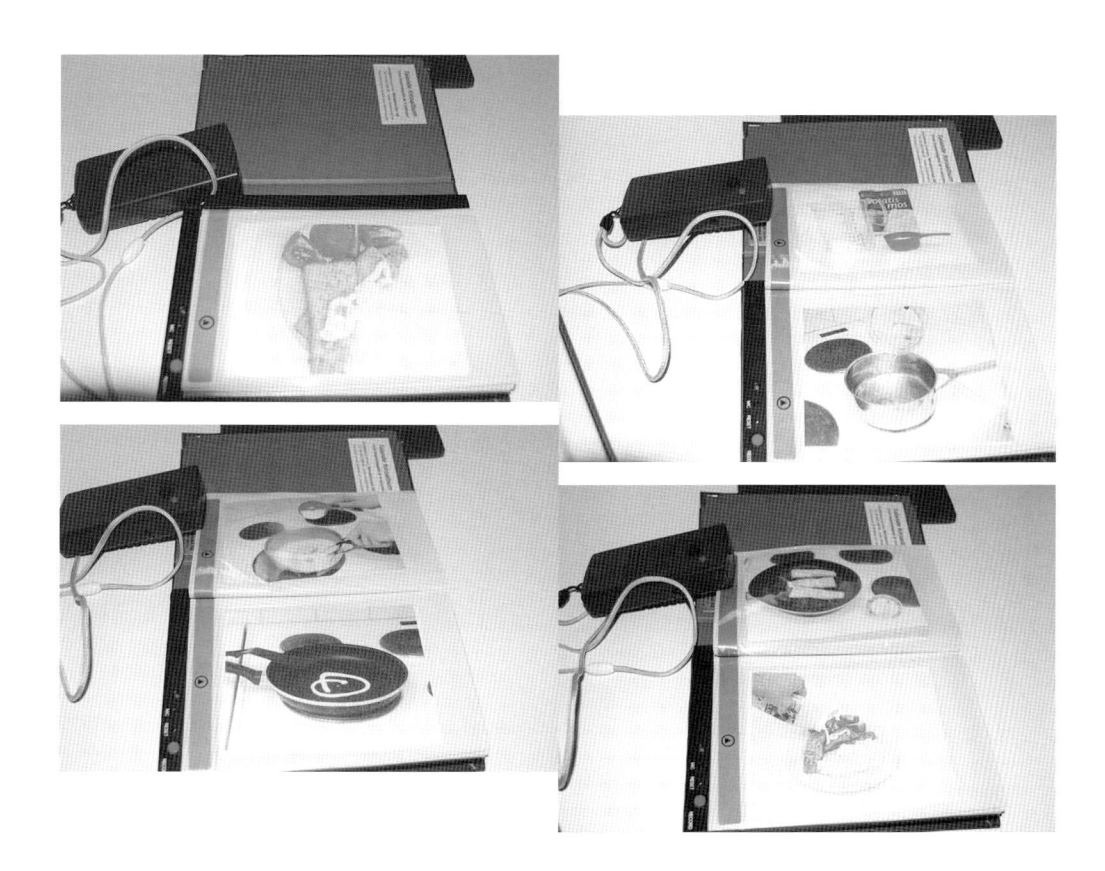

ヒント 77. 決定の自立を支援する④―分かりやすい説明

　これも SCI のスマートラボにあるものです．簡単な料理の方法を教えてくれる本で，スイッチに触れると音声の説明を聞くこともできます．

　「こんな料理を作ります，まずは水と材料を用意します，フライパンを温めて材料を流します，はい，このようにできあがります．」ということを明解に説明してくれています．

　認知症の方に限らず，料理をする技術はあっても手順が分からないとうまくいきません．この料理本はその手順を分かりやすく示してくれます．

　この手引きには私たちにとって大切なケアのヒントが含まれています．「できない原因の分析と支援」というのがそれです．

　料理ができないのは，技術の問題なのか，力が無いからなのか，手順が分からないからなのか．そのような分析を加えれば，適切な支援策が見えてきます．逆にこのような分析を省くと，当人ができること・しようとすることを，ケアを提供する側が奪ってしまうということになりかねません．

> 　「サービス利用者に包丁を持ってもらうか否か」ということがよく議論になりますが，このようなことを一般論として話しても何の役にも立ちません．
> 　私たちが行うべきことは，目の前にいる人の様子を観察して，できること・できないことを見極めて，その原因を分析し，支援策を考えるということです．

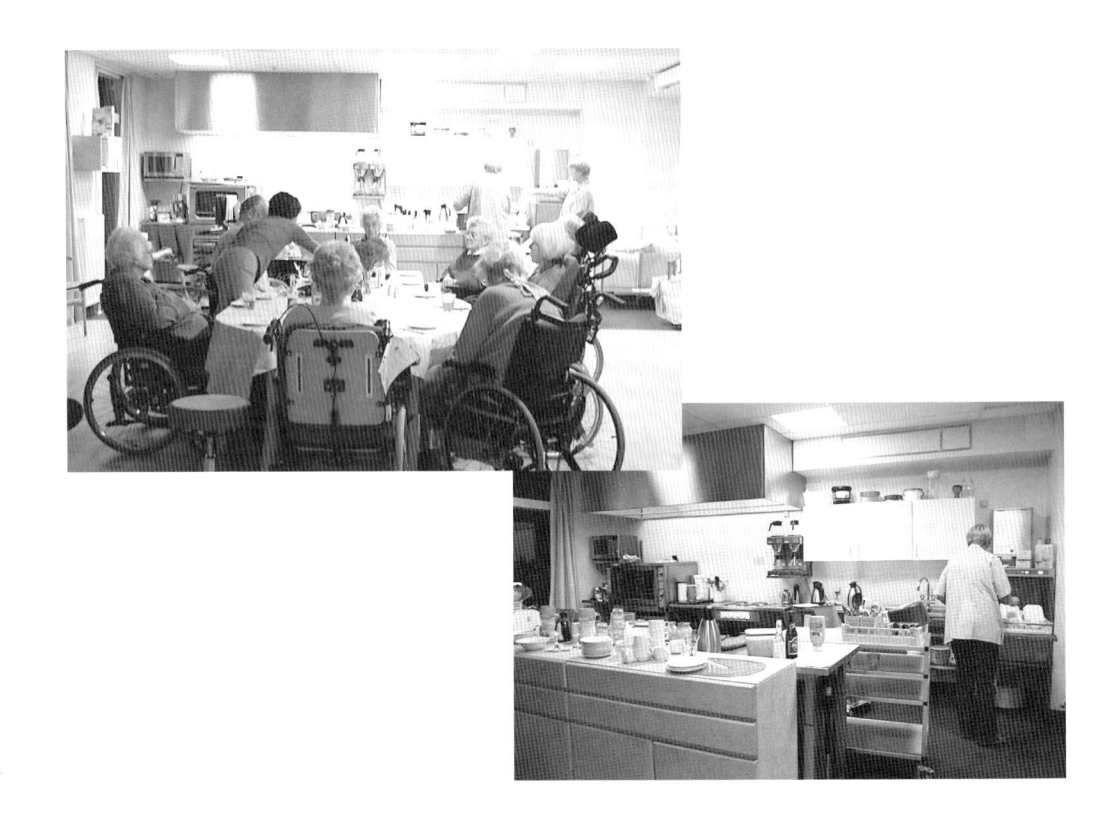

ヒント 78. 決定の自立を支援する⑤——手を出しすぎない

　この写真はデンマークのグループホームでの風景です．

　9人の方を看護師と作業療法士という2人のスタッフがケアしています．夕食の時間にお邪魔したのですが，何ともいえない落ち着いた空気が流れていました．

　利用者の身体機能・精神機能レベルは我が国のグループホームと大差ありません．そこでたった二人のスタッフがゆったりと食事のケアに当たっている．不思議な気持ちで眺めていましたがその理由はすぐに分かりました．

　「スタッフが手を出しすぎない」というのがその理由です．全介助で食事をする2人の利用者の間にスタッフが座ってケアをしていますが，その動きが見事に必要最小限です．

　ではなぜ必要最小限のケアでうまくいくのか，この理由もはっきりしています．スタッフが明確に利用者をアセスメントしているからです．

　この方はここまでやれる，誤嚥を起こすポイントはここだといったことがちゃんと頭に入っているわけです．

　アセスメントがあるからバタバタしない．とても参考になる食事の時間でした．

> 　私自身もそうですが，ゆったりとした雰囲気の中でこそ頭の中の考えがまとまるものです．
> 　認知症に限らずケアの場面では，利用者と私たち双方のためにゆったりとした雰囲気づくりが大切です．

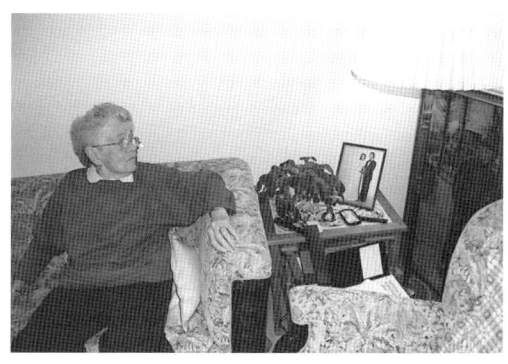

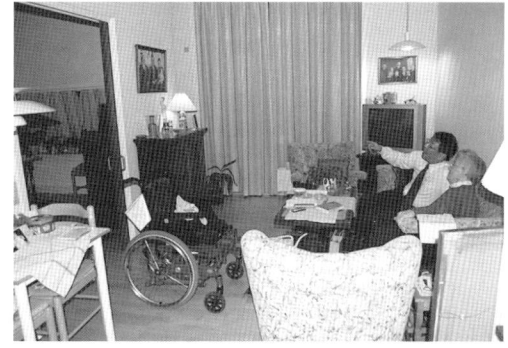

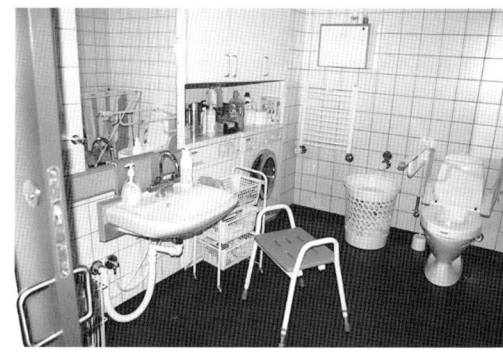

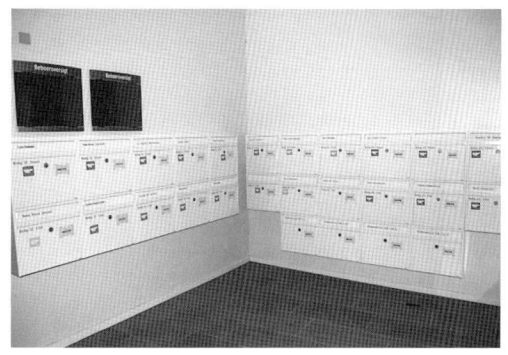

ヒント 79. 決定の自立を支援する⑥——帰属意識をもてる空間

　文句なく素敵なグループホームの部屋です．

　このグループホームでは，利用者が自分の家具やカーテンを持って引っ越してきますから，一つとして同じ部屋はありません．どの部屋も，その人らしいしつらえになっています．

　このことによって，「ここは私の家」というはっきりとした帰属意識を利用者が持つことできます．この帰属意識が写真のように堂々と腰掛ける「主（あるじ）」の姿を作っています．

　ここの主であるリッシーさんは，家で暮らしている頃は毎日3時間ほどのケアが必要だったそうですが，ここに引っ越してからめきめき元気になり今やさほどのケアを必要としません．このような回復を支えた陰に，私の家という安心感があったことは間違いありません．

　このグループホームでは帰属意識を大切にするために，洗濯機は各部屋に設置され，全員の郵便受けが用意されています．設備を整え，ケアを工夫すればこれだけのことができるということをはっきり教えてくれています．

> 　施設でのリハビリテーションや介護ではなおのことですが，在宅で提供されるケアであっても，この帰属意識を尊重することは大切なことです．例えば，整理や掃除と称して，勝手に物の置き場所を変えるようなことはあってはならないことでしょう．こんなことが，当人の決定の自立を奪っているとした怖いことです．

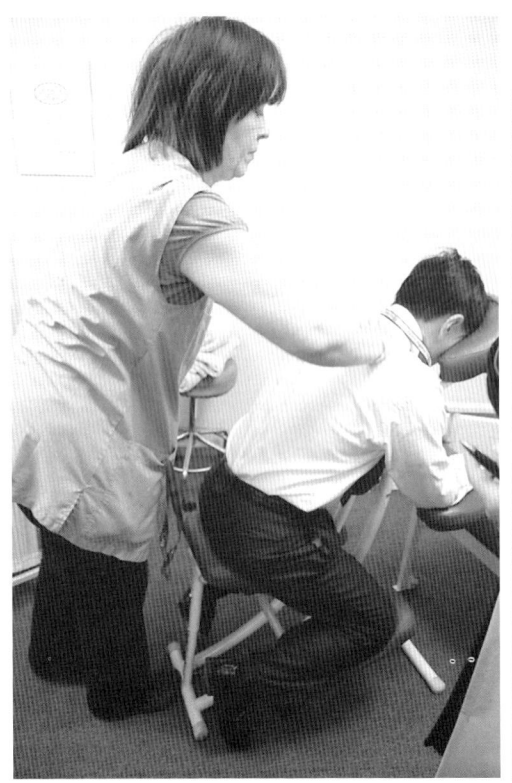

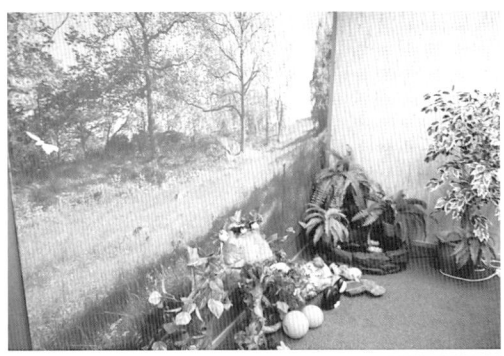

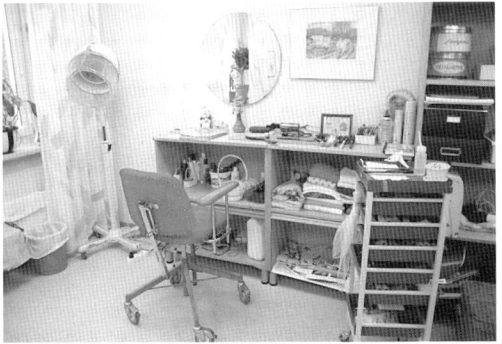

ヒント 80. 決定の自立を支援する⑦──落ち着ける空間

　スウェーデンのデイケアセンター（わが国ではデイサービスセンター）で行われているタクティールケアの場面です．これは不安傾向のある高齢者や認知症の方が落ち着いて安定することに有効な"触れる"手技です．私も体験しましたが，たしかにゆったりとした気分になってきます．

　そのようなケアをする部屋ですから，部屋の中にも安らぎを生む工夫が施されています．壁にはスウェーデンの人が好きな森の風景が描かれ，水の音も聞こえます．

　またこの部屋では，回想法の考えに従って，30年ほど前の美容院の様子が再現されています．ここで利用者はスタッフに髪をさわってもらう．これもとても落ち着くケアだそうです．

> 　落ち着ける空間作りというのは決して難しいことではありません．
> 　私が関わっていた何カ所かの特別養護老人ホームで，利用者の皆さんが集えるような椅子や畳敷きの台を用意して，敢えてテレビの大音声を消したところ，何ともいえない居心地の良い空間ができて人が集まってきました．難しく考えすぎずに試みてみるべきことだと思います．

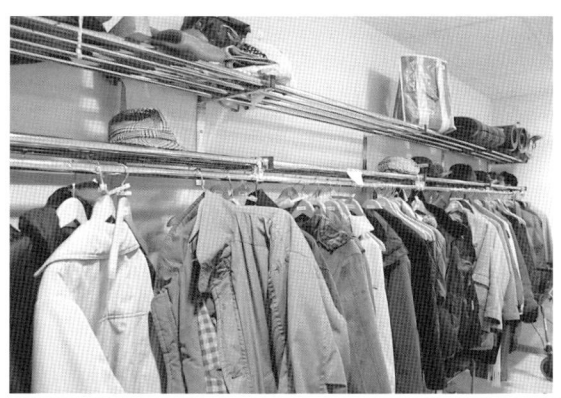

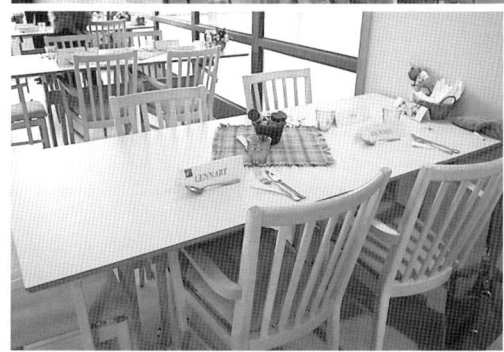

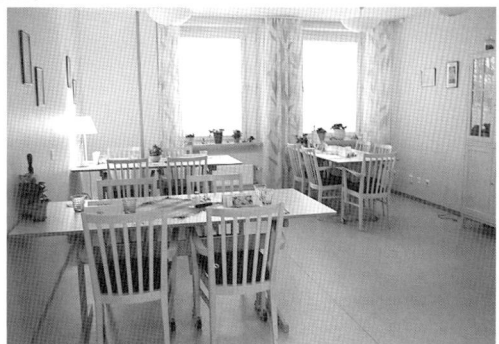

ヒント 81. 決定の自立を支援する⑧ ― 落ち着けるケア

ヒント80で紹介したデイケアセンターのクロークと食堂の写真です．

食堂は小さなものと大きなものの二つが用意されています．小さな食堂は，多人数で食事をすることに不安を覚える人のために用意されたもので，静かな環境で食事をとることができます．何気ない工夫ですが，この食堂があることによって提供される落ち着きの効果には大きなものがあります．

クロークは廊下から見えるところに配されています．利用者が覗けば「ああ，自分のコートがある」ということを知ることができます．これも何気ない工夫ですが，認知症の方にとってこのように「自分で確かめることのできる」環境は，大きな安心感をもたらしてくれるようです．

> 言葉の通じにくい外国を一人で旅するときに，ホテルに預けた貴重品が間違いなくあるのか，受け取りたいときにすぐに取り出せるのかといったことが不安になることがあります．もちろんホテルはこのようなことにちゃんと対応してくれるのですが，「大丈夫ですよ」ということを明示してくれていればこちらはもっと安心できて落ち着いて旅を楽しむことができます．ケアの場面では特にこのような配慮が重要であるといえます．

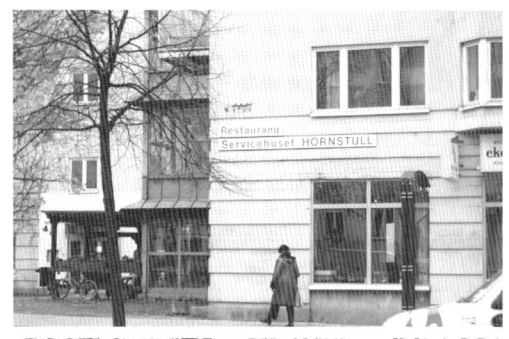

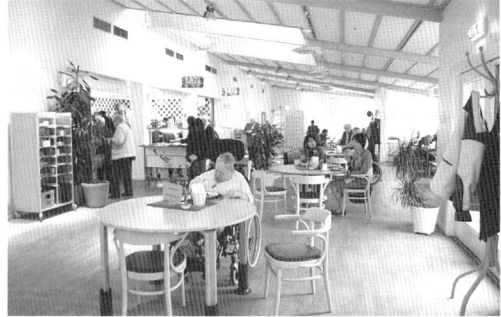

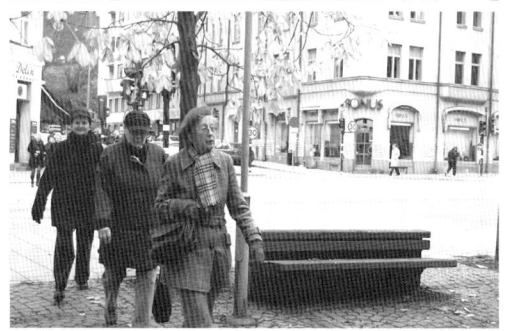

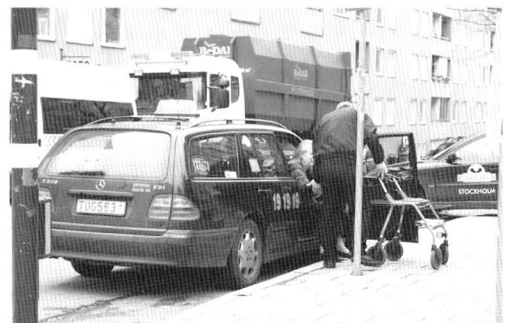

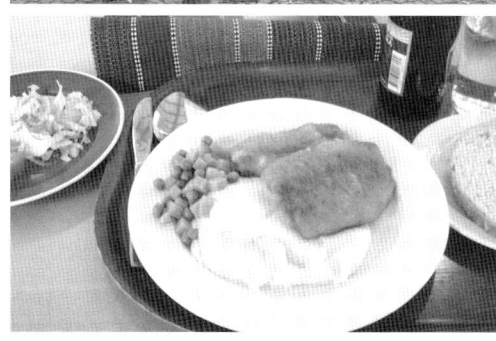

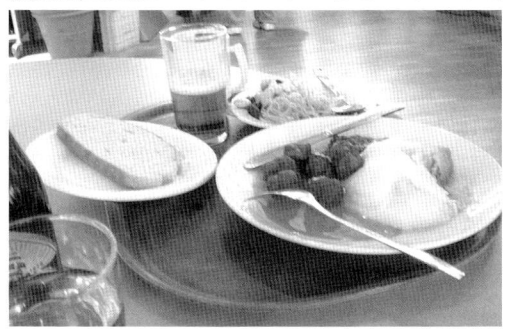

ヒント 82. 決定の自立を支援する⑨——使いたくなるサービス

　この写真はスェーデンのデイサービスセンターです．ここはわが国のデイサービスではなく，誰もが気軽に昼食をとれる場所というイメージです．

　左上の建物の写真にレストランとサービスフス（ケア付き住宅）と書かれています．

　このセンターには，年齢や障害の有無に関係なくたくさんの人が昼食をとりに来ます．

　我が国に比べればメニューは決して豊富ではありませんが，よほどの嚥下障害がある人でなければ食べることができて，もちろん美味しい食事が用意されています．

　ケア付き住宅から来る人，高齢者，若い人が楽しげに食事を楽しんでいる風景を眺めていると，使いたくなるサービスというものが決して実現不可能なものではないということが分かります．

> 昼食を提供するこのようなサービスがあることによって，少なくとも一食は栄養満点の食事をとることができます．我が国でも地域密着型の小規模多機能施設などで実現しつつあるサービスですが，これからのさらなる発展に期待したいものです．

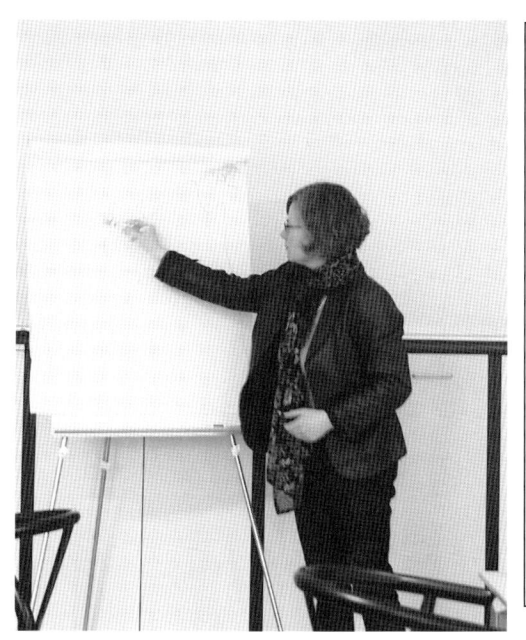

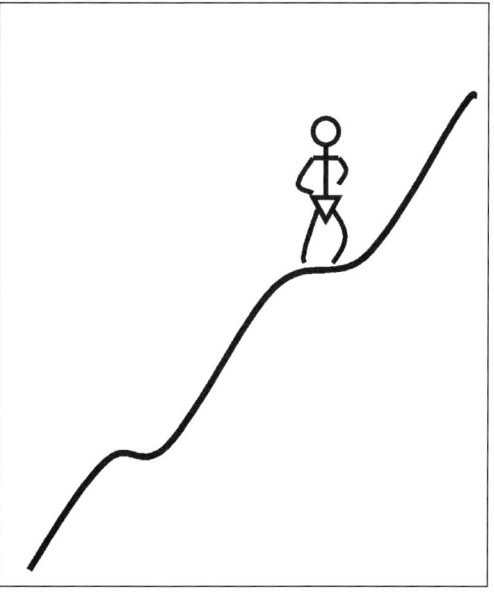

ヒント 83. 決定の自立を支援する⑩──スタッフは宝物

　ヒント78・79で紹介したグループホームの責任者にレクチャーを受けたときの話です．

　「素晴らしいケアを提供するスタッフへの教育は？」「スタッフが疲れ過ぎないための工夫は？」と質問すると，彼女は写真のように絵を書きながら，「リーダーの仕事は，山を登っていくスタッフに，"あなたはここまで登りましたよ"ということを分かりやすく説明することなんですよ．」と教えてくれました．

　ケアという，どこまでも果てしなく続く課題に立ち向かうとき，この言葉にはとても勇気づけられます．
　一歩一歩山を登って，その時，その場面で，目の前の人に良いケアできるように，自らの技術を磨いていきたいものです．

第7章　福祉用具・住宅改修について考える

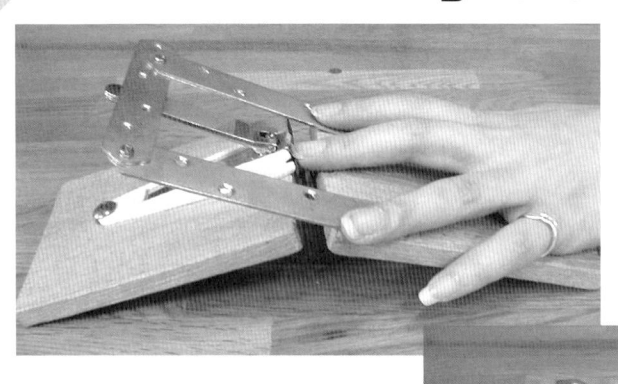

ヒント 84. 怖い爪切り

　高齢者大学や市民講座の場でこの写真を示して「刃のところに爪を当てて，そのまま下に押すだけで切ることができる，片手爪切りです」と説明すると，「へぇ～」という感心の声と同時に「怖いねぇ」という声も聞こえてきます．

　確かに，私もこれを初めて見たときは「怖いなぁ」と思ったものです．ところが実際に使ってみると普通に爪を切るよりうまくいきます．初めて出会う道具に怖さを感じただけのことです．

　実はこのような感情が，使ってみればとても役に立つ福祉用具やケアサービスの導入を阻んでいることが多いようです．しかもそれはサービス利用者に限らず，私たちケアスタッフにも当てはまることのようです．

　そこでこの章では，福祉用具と住宅改修を題材にして高齢者リハビリテーションと介護を考えてみたいと思います．

> 　初めて見る道具を何となく遠ざけてしまうことは誰もが経験することだと思います．そしてこれは道具に限らずケアサービス全般にも当てはまることです．
> 　道具やケアサービスに初めて触れるサービス利用者にとって，ケアサービスに関わる私たちは誰もが「先生」です．昔，先生の姿や言葉によってその科目が好きにも嫌いにもなったことを思い出します．それだけに，私たちはケアサービスの良い先生であるための努力を怠らないようにしたいものです．

第7章　福祉用具・住宅改修について考える

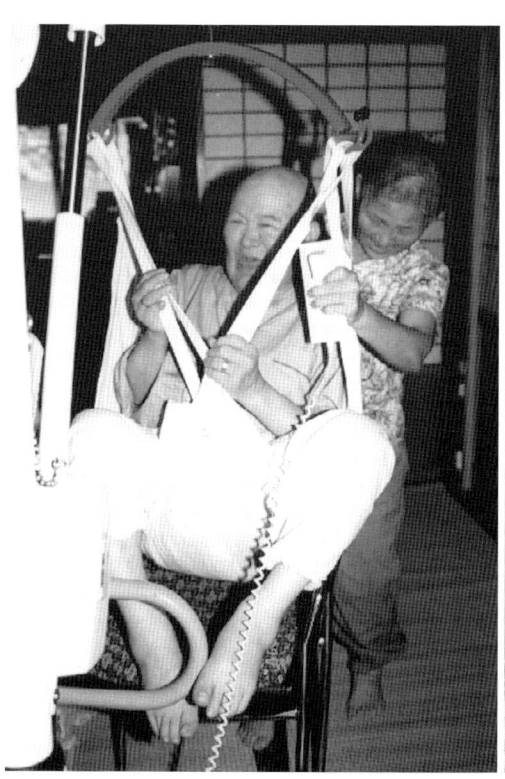

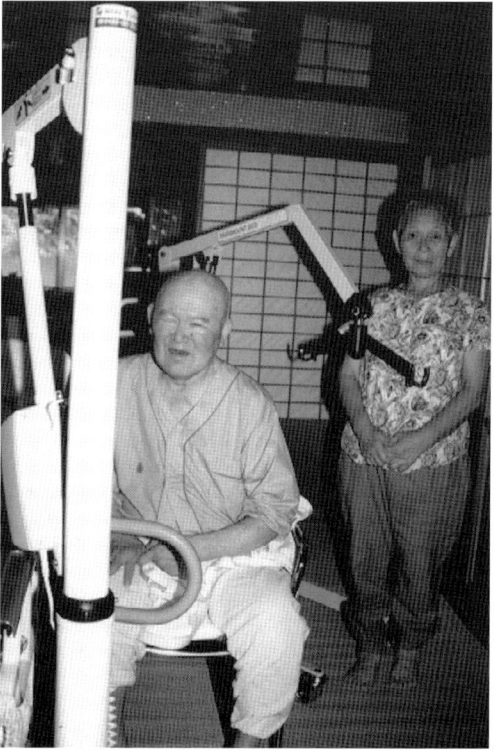

ヒント 85. 雄弁に物語る写真

　この写真は私が在宅訪問するときに常にカバンの中にありました．

　リフトの利用を勧めるときはもちろん，他の新たな用具やサービスを使うことにためらいを感じている方に見せて，「このご夫婦も初めから上手にリフトを使えた訳ではありません．ホームヘルパーと一緒に練習して，今では写真のように笑いながらお使いになっています」と説明します．この説明がうまくいかなかった経験はありません．「それなら私もやってみよう」という嬉しい言葉が返ってきたものです．

　さて，いかがでしょう．私たちがサービス利用者にする説明は，この写真ほど雄弁に語っているでしょうか．先方の不安を解消するに役立っているでしょうか．

　こんなことを考えながら，説明の仕方を工夫してみると見違えるほど上手な説明ができるようになります．そしてそれはケアを提供する私たちにとって大きな力となります．

> 　この写真のお二人も，リフトが運ばれて1週目に「やっぱり使えないから持って帰ってください」と仰ったことがあります．それでもホームヘルパーや私たちと練習を重ねる内に普通に使える道具になっていきました．
> 　この写真は，私が先述のような目的で持ち歩きたいとお願いして快く応じてもらったものです．「私たちも道具に助けてもらったからね」という言葉は今でも心に響いています．

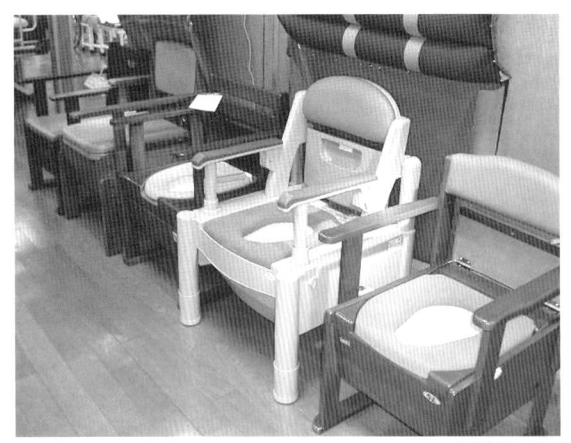

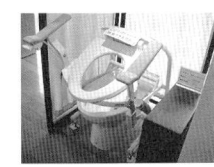

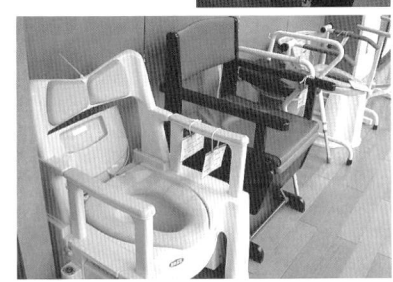

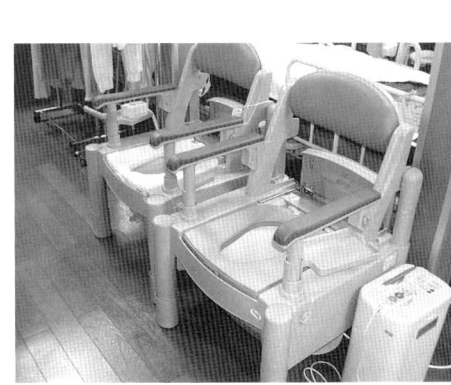

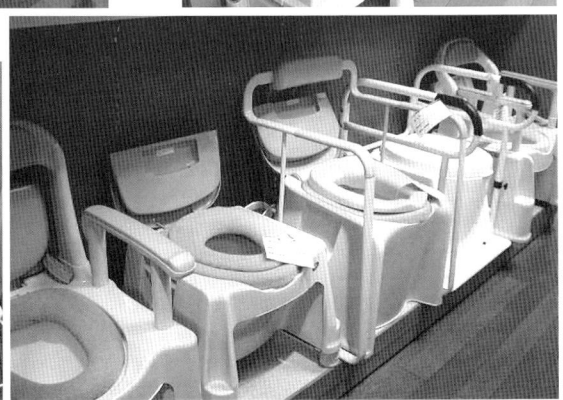

ヒント 86. 福祉用具に強くなるコツ①――試してみる

　ヒント84で書いたように私たちが福祉用具やケアサービスの「先生」であるためには，当然それらをよく知っていなければなりません．そこで，ここから福祉用具に強くなる3つのヒントを書いていくことにします．

　まずはじめは「試してみる」です．

　例えば，福祉用具の展示場に出かけると写真のように沢山のポータブルトイレが置いてあります．さて，その時にどのように展示を活用すればよいでしょう．

　折角座れる状態で置いてあるなら座ってしまいましょう．便座には縦横の寸法，バランス，傾斜（お尻の引っ張り具合）など見た目だけでは実感できない違いがぎっしり詰まっています．座ってみないとトイレの質感も分かりません．座ってみてゴソゴソ動いてみると案外頼りない製品もあります．

　これはポータブルトイレに限ったことではなくすべての用具に当てはまることです．自分の体で試しておけば，利用者の身体に当てはめて実感として考えることも容易にできます．まずは「試してみる」ということを大切にしてください．

　私の仕事仲間を観察すると，用具について詳しい人ほどしつこく用具を試しています．

　折角試す機会があるのに，「ああ，これはね...」などと理屈が先に出てくるような偽物の先生にだけはなりたくありません．

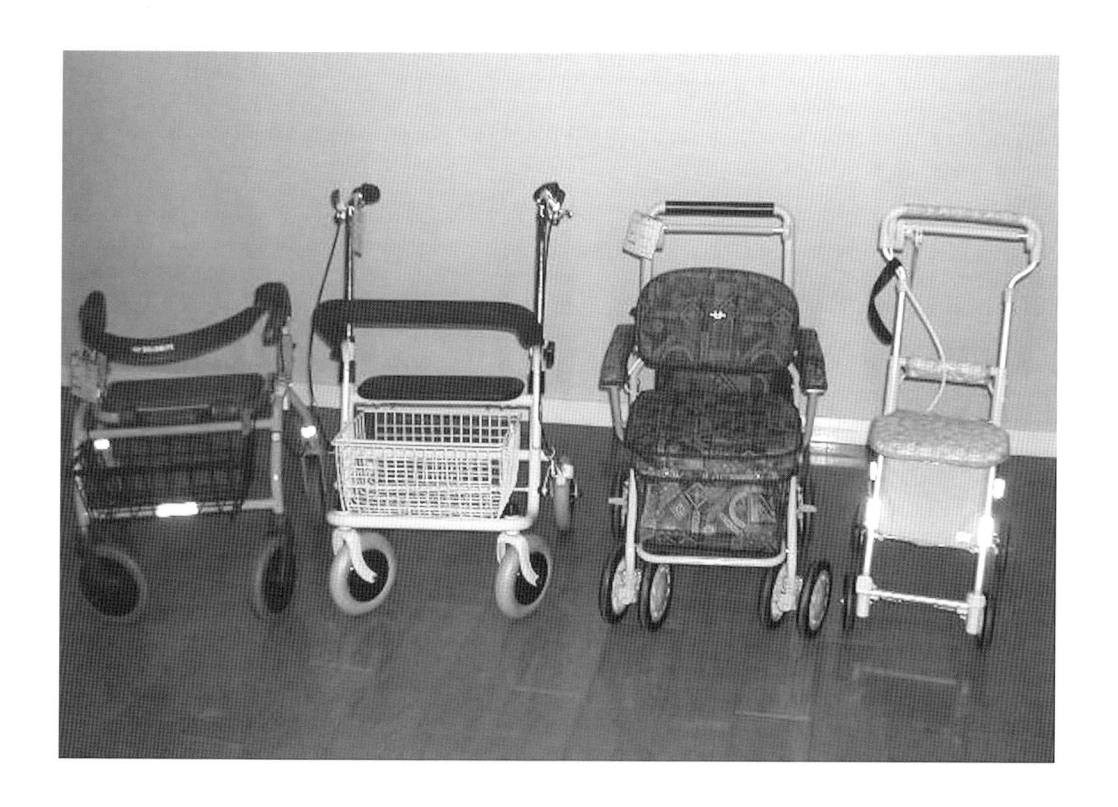

ヒント 87. 福祉用具に強くなるコツ② ― 並べて比べてみる

　さて，ヒント86で書いた「試してみる」ことが第一段階とすると，同じような用具を並べて比べてみることが第二段階です．用具を並べて比べてみるとそれぞれの個性が際だって実感できますから，一層深く用具を理解することができます．

　写真は歩行器を並べてあります．左の2台は身体が4輪の囲む範囲に入り安定感が高く，車輪が大きいことから操作性にも優れています．右の2台は身体が4輪の後方に位置し，車輪の形状から操作性は高くありませんが，直進安定性には優れています．

　別々に眺めていると，歩行器が優れていてシルバーカーは二流のように扱われがちですが，そのような区別は適切ではありません．このように同じ目的をもつ用具を並べて比べてみると，「この方には，○○という理由で，このタイプが合っているな」という風に根拠をもって用具を選ぶことができるようになります．そして，そのような経験の積み重ねは福祉用具を選ぶ眼力を養い，みなさんの自信につながっていきます．

> 福祉用具の選定に限らず，根拠をもって物を考えるということはとても大切なことです．そのためにも似たような物を並べて比べてみることはとても有意義なことです．

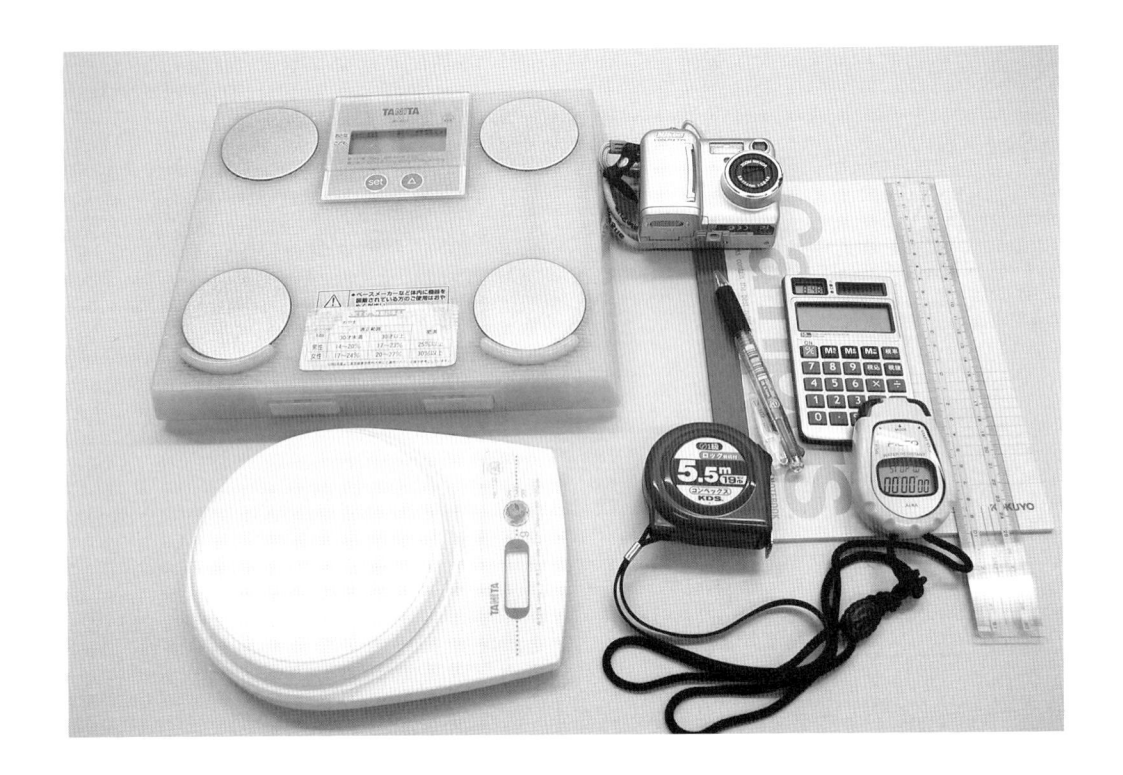

ヒント 88. 福祉用具に強くなるコツ③──はかってみる

　さて，試してみる，並べて比べてみることによって用具を実感した後は，もっと客観的に用具を捉えるために「はかってみる」という段階があります．

　例えば，寸法を測る．重さを量る．用具を使うのに要する時間を計るといったことを身につけて，ついでに写真やスケッチで全体の状況を記録していきます．

　このようなことが当たり前にできるようになれば，福祉用具専門家への道を半ばまで来たという自信をもって間違いありません．また不思議なことに，このような段階まで進んだ人は，試したり，比べたりといったことに一層熱心になるようです．こんな繰り返しがプロを作っていくんだということを感じます．

> 　このヒントで書いたことは決して福祉用具に限って当てはまることではなく，全てのケア技術に同じ事が言えます．
> 　麓から眺めるととんでもなく険しい山でも，まずは一歩を踏み出す，分かれ道では立ち止まって左右の道を地図で比べてみる，登ってきた距離や高さを測ってみて次の目標を決める．
> 　このようなことを繰り返していけば事故無く頂上に立てるはずです．

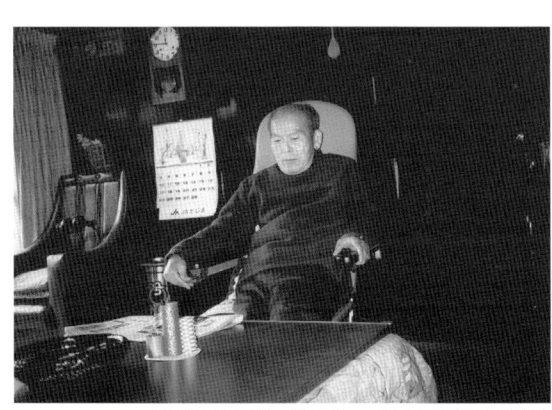

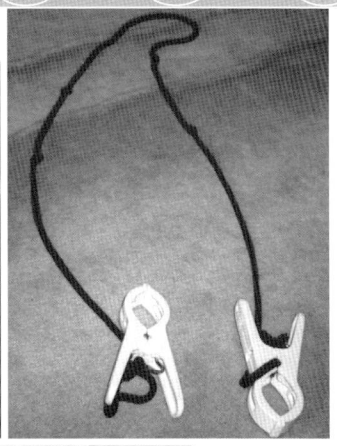

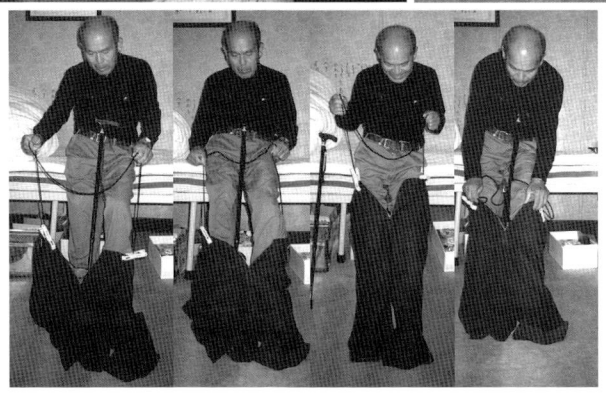

ヒント 89. 具体的な提案が実を結ぶ

　これは私の同僚だった作業療法士の成功談です．

　写真の男性は先天性の股関節脱臼のため，80歳を迎えた頃には歩行が困難となり生活障害も見受けられるようになりました．それを知った保健師に依頼されて作業療法士が出かけていきました．作業療法士は自らのアセスメントにしたがっていくつかの提案をしたのですが，彼からの返答は「私は今まで一人で元気にやって来た．あなたにとやかく言われても…」というものでした．

　「無理強いはできないが，でも今のままでは」と考えた作業療法士は，「さしでがましいことを言いました，ごめんなさい．でも，一度だけこの道具を使ってみて下さいませんか．来週，もう一度だけお邪魔します，その時に道具の感想を聞かせて下さい」と言って，持ち歩いていた大きな洗濯バサミとヒモで簡単なズボンエイド（ズボンをはくための自助具）を作って置いてきました．

　翌週訪ねてみると，「あの道具を使ったら，今までさんざん苦労したズボンが簡単にはけたよ」と満面の笑みで彼が迎えてくれたそうです．

　このように具体的なサービスの提案や道具の提供は，サービス利用者と提供者の関係を一挙に望ましいものにしてくれます．

　これはケアサービスを進める上でとても大切なことなので次のヒント90でもう少し詳しく考えてみます．

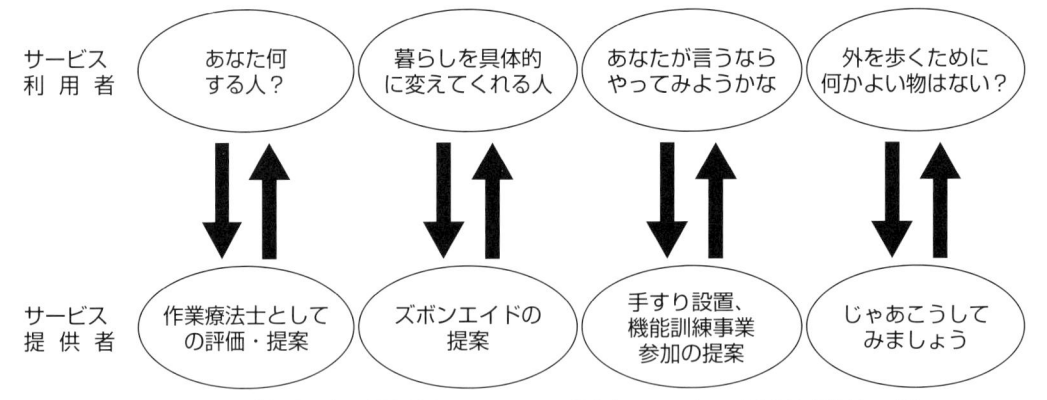

```
サービス      ┌あなた何┐  ┌暮らしを具体的┐  ┌あなたが言うなら┐  ┌外を歩くために┐
利 用 者      │する人？│  │に変えてくれる人│  │やってみようかな│  │何かよい物はない？│
              └────┘  └───────┘  └────────┘  └───────┘
                ⇅           ⇅             ⇅              ⇅
サービス      ┌作業療法士として┐ ┌ズボンエイドの┐ ┌手すり設置、┐ ┌じゃあこうして┐
提 供 者      │ の評価・提案 │ │   提案   │ │機能訓練事業│ │  みましょう │
              └───────┘ └──────┘ │参加の提案│ └───────┘
                                              └─────┘
```

（竹内さをり，「但馬長寿の郷高齢者ケアのための教本」，2005 年，兵庫県但馬長寿の郷）

ヒント>90．サービス利用者とスタッフの関係

　この図は，先ほどの男性と作業療法士の関係の変化を時間に沿って書いたものです．

　はじめて会った日は見事に撃沈です．作業療法士としての提案を「あんた何する人？」の一言で退けられています．

　ところが，「これは下肢の動作に問題がある」というアセスメントに基づいて作ったズボンエイドが，彼の作業療法士に対する印象を一気に変えます．「あなたは私の暮らしを変えてくれる人」という印象をもった彼は，作業療法士の提案をスムーズに受け取るようになります．そして最後の局面では，何と彼の方から「何か良い物はない？」というアクションが起こります．

　こうなれば後は二人三脚です．常に客観的なアセスメントと提案をしてくれる人を信じることができる彼は幸せです．もちろん受入られた作業療法士もプロ冥利につきるというものです．

　ケアの現場では，「サービスを提案したが拒否された」「どうも受け入れてもらえない」という言葉によく出合います．

　このようなときには是非この図を思い起こしてください．きっとどこかの矢印が目詰まりしているはずです．「客観的なアセスメントに基づいて，具体的な提案ができているか」「その提案は本当に役に立ったのか」といったことを点検して改善することによって，その目詰まりはほとんどの場合解消されるものです．

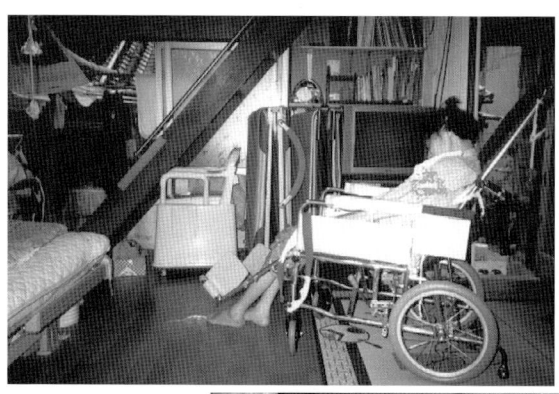

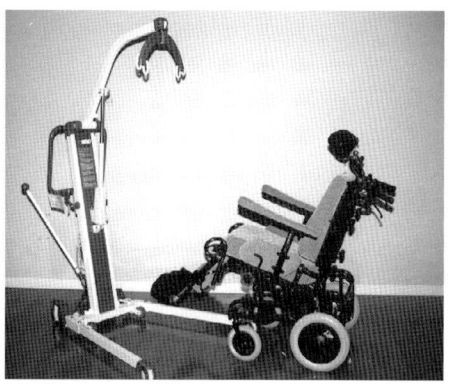

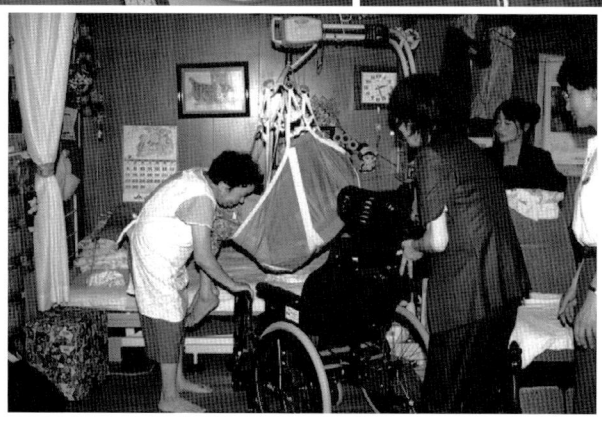

ヒント 91. 世界を変える福祉用具

　彼女の年齢は 48 歳ですが，特定疾病により介護保険が使えるようになりました．それ以前は 80 歳のお母さん一人がお世話をしていたわけです．

　一応，リクライニングの車椅子が用意され電動ベッドもありますが，一体どうやってベッド・車椅子の移乗をするのでしょうか．腕がアームレストの下に落ちた状態で一体どうやれば動作ができるのでしょうか．

　このような彼女の暮らしにケアマネジャーをリーダーとするケアチームが関わった途端，彼女の姿は写真のように変わります．

　笑いながらリフトを操作しているお母さんの顔が印象的です．体にフィットした車椅子に座った彼女は，ほどなく車椅子においたテーブルで手芸を始めました．

　いかがでしょう．私たちが提供する用具やケアによって人の暮らしはこれ程変わります．彼女にとっては世界が変わったといっても言い過ぎではありません．

　ケアに関わる私たちはこのような姿に自らのプライドを感じて，一層，知識や技術を磨いていきたいものです．

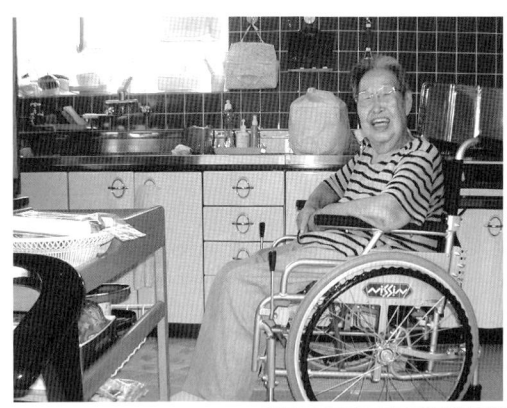

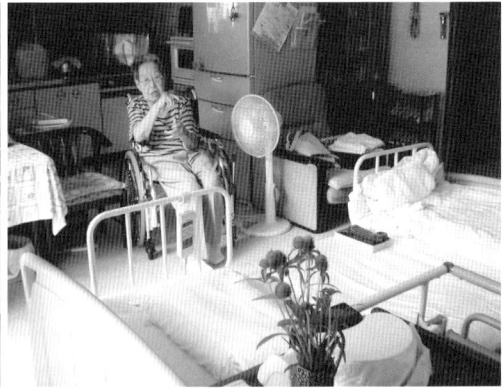

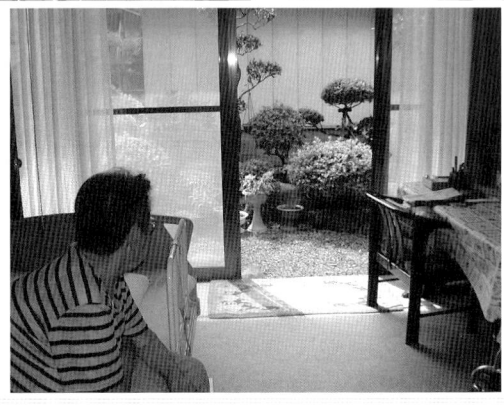

ヒント 92. 失敗①―頼ってしまった見過ごし

　さて，偉そうなことを書いてきた私も，福祉用具や住宅改修に関わる忘れられない失敗がたくさんあります．その中から2つを紹介して反面ヒントにしたいと思います．

　写真の方はリウマチを患い歩くことはできません．しかし，自ら色々な工夫をして屋内環境を整え，ホームヘルプサービスも上手に使いこなし豊かな生活を実現しています．

　私の仕事は彼女の提案を具体的に実現する程度のものとなっていました．

　いつものように家を訪ねて話し込んでいると，どうも彼女の庭に向けられる視線が気になります．ドキッとした私は「Iさん，ヘルパーさんに頼らずに庭に出る工夫をしてみましょうか」と恐る恐る問いかけました．彼女の返答は「えっ，そんなことできるの」というものでした．

　彼女は私を過剰に信頼してくれていたようです．私が提案しないことは適当なことではないんだろうと思っていたそうです．私も彼女に頼ってしまっていました．彼女が自ら望まないことは不要なんだろうと思っていたわけです．

　結局そんなことで自力で庭に出るという，ごく当たり前の対応ができていなかったということです．

　まさにプロ失格です．面目次第もありません．

　是非，憶えておいて下さい．しっかりとした主体性のあるサービス利用者であっても，我々が提案することを放棄してしまってはいけません．信頼しあうことは素晴らしいことですが，頼りきってしまうと私たちはプロでなくなってしまいます．

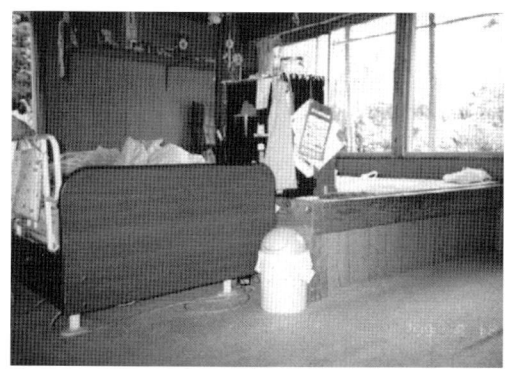

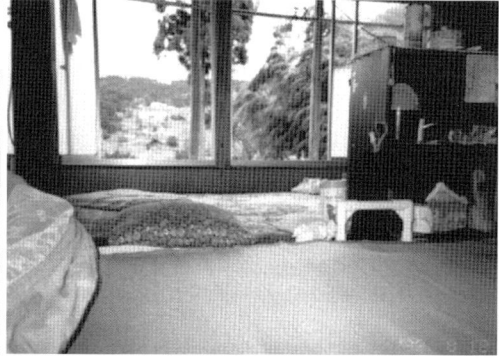

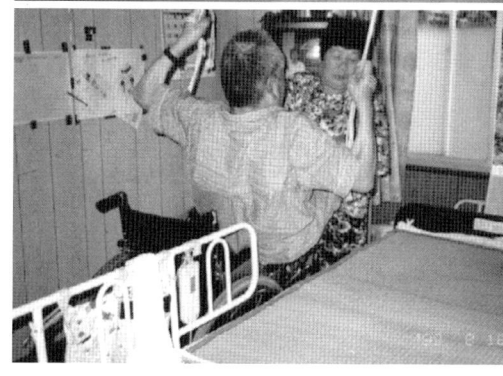

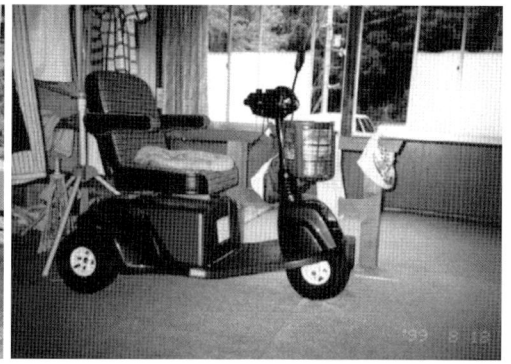

ヒント 93. 失敗②―広がったことによる見過ごし

　胸髄損傷で車椅子生活をしているこの男性に電動四輪車を勧めました．山の頂上に住む彼は電動四輪車を手に入れたことによって生活範囲が格段に広くなりました．

　窓から双眼鏡で眺めているだけだった先祖のお墓に自らお参りができるようになったという彼の言葉に，電動四輪車がこの傾斜地で上手く使えるかを評価して，勧めることができた自分自身を誇らしくも思ったものです．

　ところが半年ほどしてとんでもないことが起こりました．

　今までは簡単にできていたプッシュアップ（自分の腕で体を持ち上げること）が難しくなってきたというのです．

　何で生活範囲が広がっているのに力が落ちるのか，少し考えてみれば当たり前のことでした．電動四輪車で走り回るようになった彼は，それまで欠かさなかったトレーニングや，床の上での移動をほとんどしていなかったわけです．これでは力が落ちるのは当たり前です．

　あわてて，運動のプログラムをつくりましたが，それが習慣化されるまでには彼にも相当の苦労がありました．

> 　はなばなしい動きができるようになったことによって地道な対応が疎かになる見本です．こんなことこそ，プロである私たちがしっかり見ていなければならないことです．
> 　お相手に大きな迷惑を掛けた恥ずかしい話を紹介しました．どうか反面のヒントとして活用していただきたいと思います．

第8章　人の生活習慣・行動が変わる

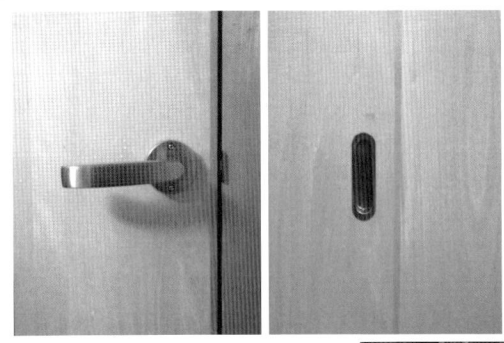

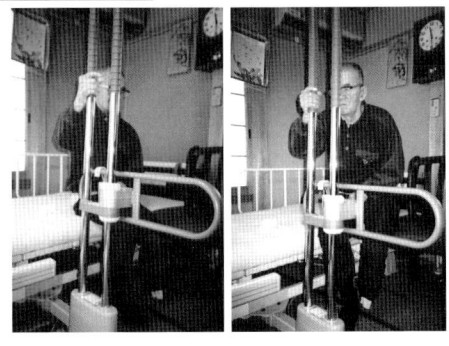

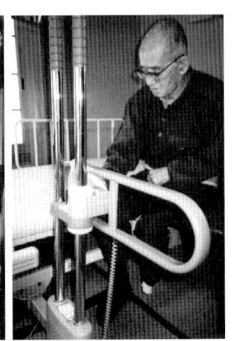

ヒント 94. アフォーダンス

　上段の写真を見てください．左のようなドアがあれば自然とノブを押し下げて，ドアを押すか引くかするはずです．右のような戸の前に立てば，指先を切り込みに掛けて左右に開くことになるでしょう．このような取り扱い説明はどこにも書いてありません．それでも私たちはドアや戸を開け閉めできます．このように道具自体が使い方を教えてくれたり，誘導してくれることをアフォーダンスと言います．

　下段のような移動介助バーを使うとおもしろい現象に出会います．横向きのバーを持って車いすに移動しようとすると，多くの人が一旦立ち上がります．ところが縦向きのバーを持つと，立ち上がることなく中腰のままその場で回転して車いすに移ります．

　このアフォーダンスをうまく使いこなすと，日常生活の動作スムーズになり，安全性の高い活動性を得ることもできます．

　　病院のリハビリ室では動作がぎこちなかった人が，家に帰り，使い慣れた道具に囲まれた途端スムーズに動くことができるようになったということを何度も経験しました．逆に，ベッド，ポータブルトイレが置かれ，車いす仕様に様変わりした部屋に帰り，大混乱に陥ってしまった方にも出会ったことがあります．
　　当たり前のことですが，環境整備を考えるときには今一度「人が使うもの」ということを忘れないようにしたいものです．

自己効力感(Self Efficacy)

・どのような手段で、どのような結果が出るのかの見通しがある

・自分の行動に実現の見通しがある

ヒント 95. 自己効力感(セルフエフィカシー)

「私はできる」という自信や自尊心に似た感覚を自己効力感と呼びます.

自己効力感は,質の高い日常生活を送るためになくてはならないものであるといえます.

これは障害のある高齢者に限ったことではなく,サービスを提供する私たちにも当てはまります.良いサービスを提供するためにも,私たち自身が自己効力感をもって仕事に向かうことが大切です.

「どのような結果が出るかの見通しがある」「自分の行動に実現の見通しがある」という条件が満たされると,自己効力感が生まれるといわれています.

私たちはプロとして,本を読んだり,仲間と議論することを通じてこの自己効力感を高めたいものです.そのような努力が仕事の質を高めることはもちろん,楽しく仕事をするための大きな力になることは間違いありません.

高齢者リハビリテーションや介護では,この自己効力感を高めることが第一目標となる場合も多く経験します.私たちの持つ知識や経験を結集して,利用者の自己効力感が高まるようなサービスを提供したいものです.

少なくとも,私たちの関わりがサービス利用者にとって,「あれができない,これができない」といった,マイナスの感覚を強めるようなものにならないような注意が大切です.

> # 行動変容を生む三つの要素
>
> ・罰刺激ではなく、誉め刺激
>
> ・スモールステップの原則
>
> ・過剰学習の効果

ヒント 96. 行動を変える三原則

　人の振る舞い（行動）が変わって，それが日常的に続くことを行動変容と呼びます．

　高齢者リハビリテーションや介護では，この行動変容が具体的に起こっているのかどうかが重要な評価指標となります．

　「できる動作や行動」がいくらたくさんあっても，日常的に「している動作や行動」となっていなければ値打ちがありません．もちろん「する，しない」は当人が決めることですが，本人が判断する時に「自信がないから」とか「億劫だから」という理由があるとすれば，これはリハビリテーションや介護の場面で対応すべき課題といえます．

　さて，行動変容を実現するために必要な三原則といわれるものがあります．

　これについて次のヒントから具体的な事例を紹介しながら解説していくことにします．

> 　私たち自身にとっても，意識的に行動を変えていくことは難しいものです．
> 　一方で，このヒントに示したようなコツを押さえると案外簡単に行動変容を得ることもできます．是非，このコツを身につけて，毎日の仕事に活かしたいものです．

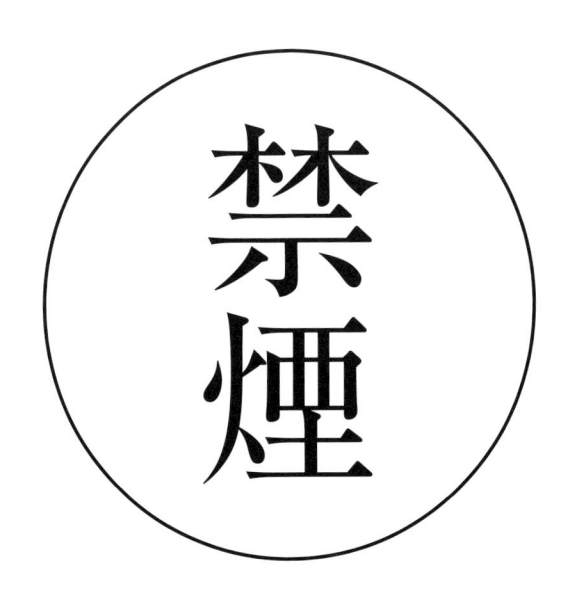

ヒント≫97. 禁煙と罰刺激・褒め刺激

「これをしないとダメになりますよ」よりも「これをすれば良くなりますよ」の方が効果的であることは誰しもうなずくことでしょう．

ところが実際にはこれが難しい．振り返ってみると，私自身もついつい「ダメですよ」とやった経験に思い当たります．

私が煙草をやめたのはまさにこの褒め刺激でした．

喫煙者であった頃からもちろん煙草の害は知っていました．「喫煙は体に悪い」これは喫煙者にとって全くの罰刺激です．何度も禁煙を試みましたが失敗ばかりです．

ところがある日，何気なく煙草をやめてみるととても体の調子が良い，胸も頭も痛くない．翌日には何とも心地よい目覚め，数日のうちに顔色まで良くなってきました．「煙草を吸わないと元気になる」という褒め刺激を体感したわけです．

さらに幸運だったことは，同僚が，煙草を吸わなくなった私を「すごいじゃない」と褒めてくれたことです．はい，これで煙草はいりませんとなった次第です．

> この話をリハビリテーションや介護に当てはめてみると，私たちの役割が分かってきます．
> まずは具体的な方法を示して，当事者に「なるほど，これは良い」ということを体感してもらう．さらにその様子を見守りながら褒め刺激を重ねていくというのが私たちの仕事ということができます．
> また，この褒め刺激はいつまでも続ける必要はありません．行動変容ができあがってしまえば，当事者自身の中で褒め刺激が繰り返され，しっかりと根付いた行動変容に仕上がっていきます．

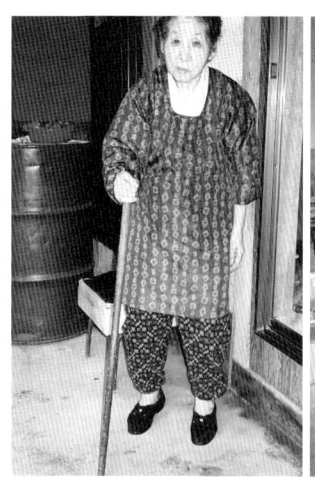

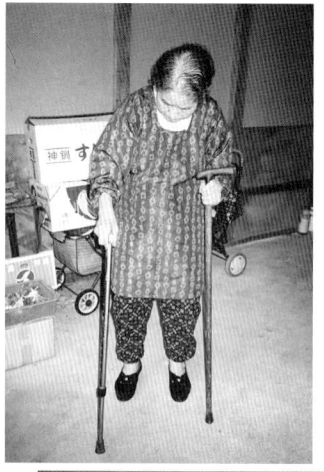

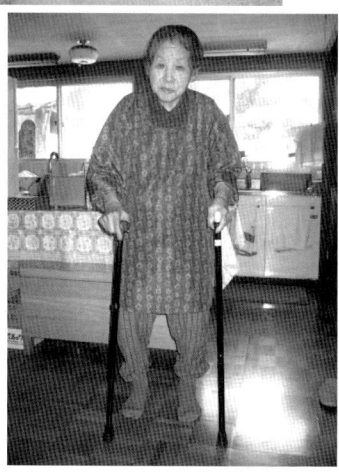

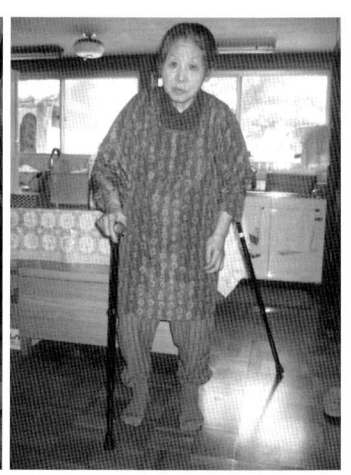

ヒント 98. スモールステップの原則

　寝ている人に向かって，いきなり「さぁ，起きましょう」とやっても寝ている人は戸惑うばかりです．起きるために必要な事柄を順序立てて用意して，説明する．まさにリハビリテーションや介護に関わる私たちに求められる基本的な姿勢です．

　写真の女性は，長い間，山歩きに使う長い杖を日常的に使ってきました．元気な頃は問題ありませんでしたが，下肢に障害が出てくるとこれではうまくありません．それでも長年使った杖を変えることには抵抗があります．そこで，まずは短めの杖と，用心のために今までの杖も使うことにして，慣れてくるにしたがって杖の長さを調整していきました．3ヶ月ほど後には，ついに適当な長さの杖一本を使いこなして暮らすことができるようになりました．

　この方に，いきなり「はい，杖の長さを調整しましょう」とやってもうまくいかなかったはずです．

目標に向かって，小さな階段（変化）を用意する．その階段を登る当事者をしっかり見ながら細かな調整を加える．このようなことの繰り返しが，無理だと思っていた大きな行動変容を実現するということを覚えておきたいものです．

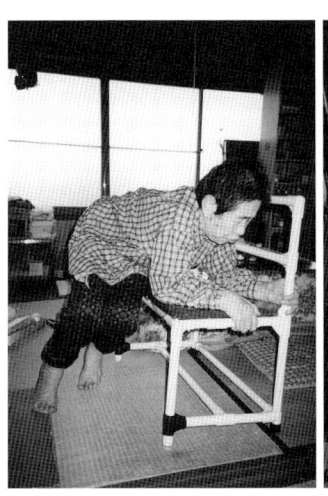

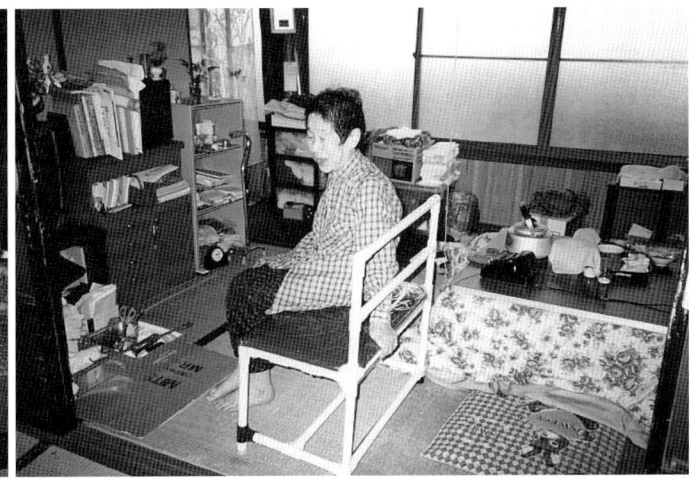

ヒント 99. 過剰学習の効果

　自転車に乗る練習を始めた頃を思い出してください．とても怖くて，自転車を乗りこなすなどとんでもないと思った方が多かったはずです．それでも，なんとか乗ることができるようになると，怖いという気持ちをもちながらも，普段の暮らしに使うようになって，気がつくと片手を離してスイスイ走っている．これが，過剰学習の効果といえるものです．

　乗れなかった自転車に乗ることができるようになる．これが第一段階の学習効果です．

　その効果を得た後も無意識のうちに学習（自転車に乗ること）を繰り返して，気づいてみると上手に乗りこなしている．これが第二段階の過剰学習による効果といえるわけです．

　写真の女性は，こたつの奥で床に座りきりの暮らしをしていました．椅子に座る時間を作ることができれば，身体も暮らしもより良いものになるだろうと考えて，その用意を整えましたがなかなかうまくいきません．

　よく話を聞いてみると「椅子への移動はできるけれど怖い」ということです．動作はできるものの，簡単にできる動作にはなっていなかったわけです．

　猛烈に反省した私たちは，できる限り訪問を繰り返し動作の練習を重ねていきました．その結果，今や彼女は微笑んで椅子に座っています．

> 「できるADL」を「しているADL」に，「辛いADL」を「楽しいADL」に変えるために過剰学習は大きな力を持っているということと，これを怠ると，折角の力が生活に活かされないということは覚えておきたいと思います．

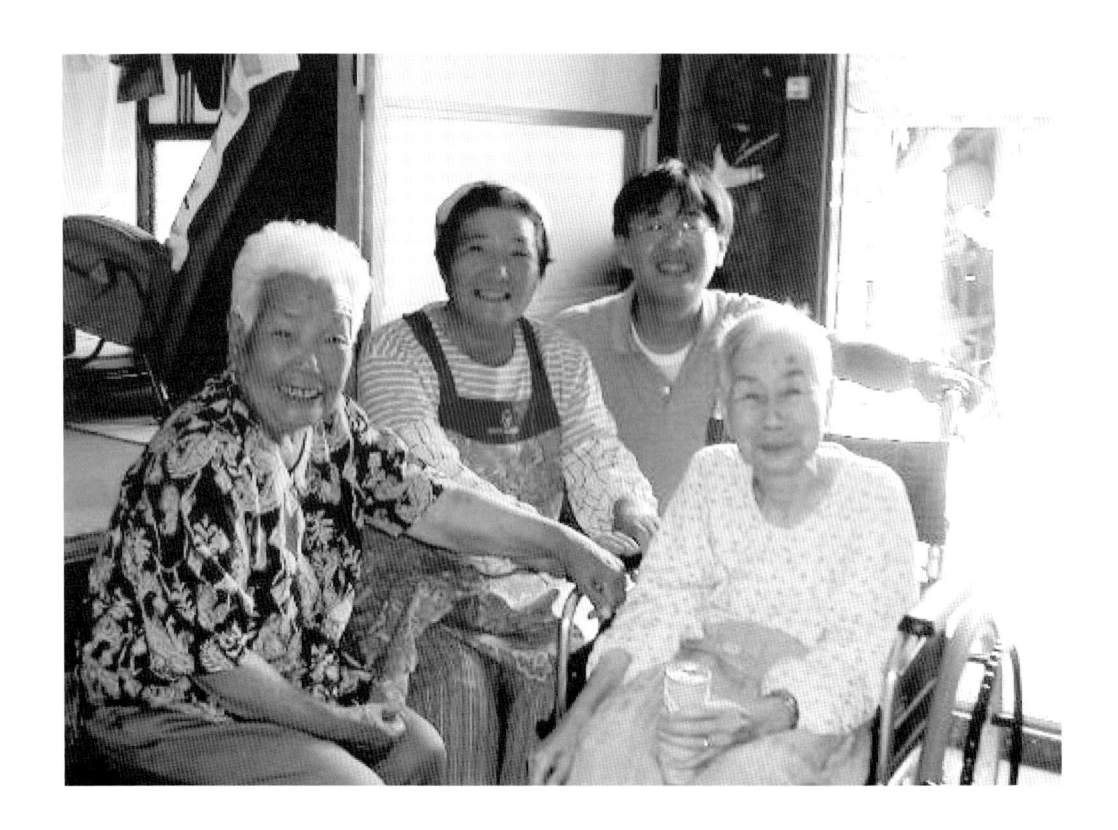

ヒント100. 100番目のヒント

最後に，敢えて，おじいちゃん・おばあちゃんという言葉を使って私の夢を書きます．

ある日の昼間，おじいちゃん・おばあちゃんの所を私が訪れました．
その日の夜，お二人の会話です．

おじいちゃん　「今日，なんか，リハビリの人が来たなぁ」
おばあちゃん　「はぁはぁ，来ましたなぁ」

おじいちゃん　「何しに来たのかなぁ」
おばあちゃん　「美味しそうにお茶飲んで帰りましたなぁ」

おじいちゃん　「あれっ，わし，立てるようになってる」
おばあちゃん　「まぁ，ほんと」

私のかってな夢に解説は不要です．

　どうか，皆様の知識と技術がますます磨かれて，人の暮らしを支える大きな力になることを祈って本書を終えることにします．

備酒伸彦（びしゅのぶひこ）（理学療法士）

【略　歴】
1961　神戸市生まれ
1983　高知医療学院卒業（理学療法士免許）
1983-1991　広野高原病院勤務
1991-1994　兵庫県立加古川病院勤務
1994-2005　兵庫県立但馬長寿の郷勤務（地域ケア）
2004　神戸大学大学院医学系研究科保健学専攻博士後期課程修了（保健学博士）
2005　神戸学院大学総合リハビリテーション学部准教授　現在に至る

【主な著書】
地域ケアを見なそう（医学書院，2003年）
理学療法MOOK 10 高齢者の理学療法（三輪書店，2002年）
理学療法チェックリスト（三輪書店，2003年）
理学療法MOOK 2 脳損傷の理学療法2 第2版（三輪書店，2005年）など

【その他】
経済産業省近畿経済産業局「医療福祉産業活性化調査委員会」
神戸市市民福祉調査委員会介護保険専門分科会「企画・調査部会」委員
厚生労働省老健局高齢者リハビリテーション研究会委員
厚生労働省介護予防スクリーニング手法検討小委員会委員
兵庫県老人保健福祉計画改定委員会委員
神戸市地域包括支援センター運営協議会委員
寝屋川市高齢者保健福祉計画推進委員
兵庫県介護予防事業支援委員会委員

高齢者リハビリテーションと介護
―決定の自立を支える100のヒント―

発　行	2008年6月15日　第1版第1刷Ⓒ
著　者	備酒伸彦
発行者	青山　智
発行所	株式会社 三輪書店
	〒113-0033　東京都文京区本郷6-17-9　本郷綱ビル
	☎ 03-3816-7796　FAX 03-3816-7756
	http://www.miwapubl.com
印刷所	三報社印刷 株式会社

本書の内容の無断複写・複製・転載は，著作権・出版権の侵害となることがありますのでご注意ください．

ISBN 978-4-89590-306-6　C 3047

JCLS 〈㈱日本著作出版権管理システム委託出版物〉
本書の無断複写は著作権法上での例外を除き，禁じられています．複写される場合は，そのつど事前に㈱日本著作出版権管理システム（電話 03-3817-5670, FAX 03-3815-8199）の許諾を得てください．

■一人ひとりの身体に合った「座る」を考える

高齢者のシーティング

著　廣瀬　秀行（国立身体障害者リハビリテーションセンター研究所）
　　木之瀬　隆（首都大学東京健康福祉学部）

高齢者ケアのなかで、どこまで車いすに対して正しい理解がされているだろうか。

近年、廃用症候群の予防とADL・QOLの維持・向上のために離床が促され、高齢者は日常生活の大半を車いす上で過ごすことが多くなってきている。しかし一般の車いすは、利用者の身体寸法や座位姿勢・状態に合わせて調整することは難しく、長時間座るための「椅子」としての機能が低いのが現状である。このことにより、逆にADLに制限をきたしたり、褥瘡や変形といった二次障害発生のリスクが生じる。

高齢者のシーティング（seating）とは、シーティングシステム（座位保持装置）を活用して身体寸法・状態に適合させ安定した座位姿勢を確保することで、生活の質を向上させ自立的な生活へ導き、ひいては介護者の負担軽減を目的とするものである。

本書では、シーティングの基礎知識から、実際に座位能力を評価し、適切なシーティングシステムを日常で活用する方法までを詳細に紹介する。OT、PTから介護職まで、高齢者に関わるすべての人に是非読んでもらいたい一冊である。

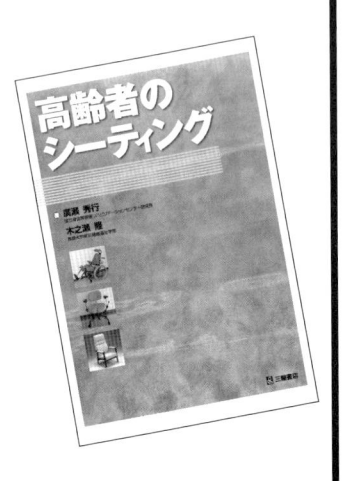

■主な内容

Ⅰ　なぜシーティングなのか
　1　はじめに
　2　なぜシーティングか
　3　アシスティブ・テクノロジーとシーティングの関係

Ⅱ　シーティングの基礎知識
　1　解剖学の基礎と座位の運動学
　2　力学
　3　椅子座位姿勢の基礎
　4　座位姿勢の生理的影響
　5　車いす移乗と移動
　6　上肢活動

Ⅲ　車いすの問題点
　1　座り心地
　2　動作と車いす走行への影響
　3　姿勢
　4　高齢者の身体寸法と車いすの問題
　5　褥瘡
　6　車いす上での身体拘束の現状とその対応

Ⅳ　高齢者シーティングの評価
　1　シーティングの目的
　2　評価の基本
　3　マット評価
　4　座位での褥瘡リスク評価

Ⅴ　椅子・座位保持装置・クッション・車いす
　1　椅子
　2　座位保持装置
　3　クッションと除圧
　4　車いす

Ⅵ　シーティングの症例
　1　端座位可能で車いす寸法の不適合により仙骨座りになるケース
　2　座位能力に問題あり：車いすの自走が難しくなったケース
　3　座位不能のケースにティルト・リクライニング機能付モジュラー車いすで車いす抑制パイプが外れたケース
　4　急性期の褥瘡治療ケース
　5　自宅復帰までの症例

　6　椅子を考えることで生活に変化がみられた片麻痺の認知症のケース
　7　高齢頸髄損傷者

Ⅶ　高齢者シーティングの実際
　1　シーティングの進め方
　2　シーティングに関わる専門家とチームアプローチ
　3　シーティングの専門家

Ⅷ　車いす座位姿勢と寸法のチェックアウト
　①　背支持の高さ
　②　足部支持と座支持間の距離
　③　座幅
　④　座背角度
　⑤　前腕支持高さ
　⑥　座奥行き
　⑦　座角度
　⑧　座面高
　⑨　走行
索　引

●定価2,940円（本体2,800円+税5％）　B5　頁164　2006年
ISBN978-4-89590-251-9

お求めの三輪書店の出版物が小売書店にない場合は、その書店にご注文ください。お急ぎの場合は直接小社に。

〒113-0033
東京都文京区本郷6-17-9 本郷綱ビル

三輪書店

編集　03-3816-7796　FAX 03-3816-7756
販売　03-3831-3063　FAX 03-3816-8762
ホームページ：http://www.miwapubl.com

■本邦初の中学生ヘルパー誕生物語!!

やさしさのスイッチが入るとき
中学生とシニアのホームヘルパー物語

土本 亜理子（ノンフィクションライター兼介護ヘルパー）

「中学生でも三級ヘルパーの資格はとれないのか？」そんな誰も思いもしなかった素朴な疑問が，「前例がない」「中学生に職業訓練させるのか」などなど，幾多の障害を乗り越え，茨城県美里町に本邦初の中学生ヘルパーが誕生した。

現在美里町は100人に1人がヘルパーの町である。そして，介護が必要なお年寄りとの出会いは，子どもたちの心を確実に成長させていく。超高齢化社会を乗り切るための地域力とは何か，そのヒントがここには確実にある。

医療・介護の現場に携わる人だけでなく，教育の場で指導に悩む人，また子どもを持つ親，そして何より現役の中学生たちに是非読んでもらいたい，ハートウォーミングなルポルタージュである。

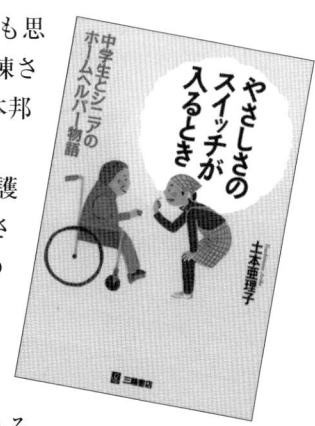

■ 主な内容 ■

第1章★三級ヘルパー事始め
開講式
100人に1人が三級ヘルパーの町
ホームヘルパーになった理由
「当たり前の24時間」を支える技術
遠距離通学開始
発端は県議の質問から
「地域ケアシステム」ありき
「リハビリテーション千話」に
私たちも三級ヘルパーになれるんですか？
中学校側の事情
「心の教育」にプラスになれば
第1回目の募集要項
養成研修事業の申請で「ストップ！」
「など」が大事！
問われた自治体のあり方
「前例がない」を越えて

第2章★研修カリキュラム、拝見！
初日の講義
「生きるということ」
遠い世界
やさしさのスイッチを押す
初めての実習 ― 普通救命講習
バージョンアップする研修

現場の声を
親の目と講師の目
事例研究における世代差効果
ヘルパーさんは聞き役です
黒板いっぱいに言葉が広がって
介護技術入門
おむつはちょっと……
新しい自分を発見して
講師たちの勉強会
脱落者ゼロを目指して
家族からの宿題
おむつを当てない介護を

第3章★実習開始。とうとうヘルパーになります
緊張気味の施設見学
コミュニケーションはむずかしい
お年寄りと仲良くなれた！
咲いた、咲いた〜♪
身体の不自由を知る
介護の種をまく
在宅介護の朝
ホームヘルパーをやる時がきました！
えらいな、あんちゃん！
「地域の支え手」を地域が育てる

第4章★閉講式。そして卒業生は、いま
閉講式
ヘルパーとは何かを知った
修了証書を手にして
OB会「サンヘルともいき」活動中
卒業生たちは、いま
九〇代ヘルパーは現役ボランティア
率先垂範―寝ていて人を起こすべからず

第5章★広がる介護ヘルパーの基礎研修
ヘルパー研修が県民運動になった
思いやりの心は育ったか
広がる中高生のヘルパー研修
茨城県利根町の場合
栃木県二宮町の場合
都立の養護学校における取り組み
えっ？三級ヘルパー資格がなくなるの？
「介護福祉士へ一本化」の流れの中で
「准介護福祉士」って何？
合併問題で揺れる三級ヘルパー研修
第八期の研修が開講しました
ケアの点を面にするために
住民が賢くなれば地域が変わる
円を描いて

● 定価 1,680円（本体 1,600円+税5％）四六 頁260 2007年 ISBN 978-4-89590-286-1

お求めの三輪書店の出版物が小売書店にない場合は，その書店にご注文ください．お急ぎの場合は直接小社に．

〒113-0033
東京都文京区本郷6-17-9 本郷綱ビル

三輪書店

編集 ☎03-3816-7796　FAX 03-3816-7756
販売 ☎03-3831-3063　FAX 03-3816-8762
ホームページ：http://www.miwapubl.com

■住宅改修テキストやマニュアルでは教えてくれない事実・内容を掲載!!

OT・PT・ケアマネにおくる
建築知識なんかなくても住宅改修を成功させる本

岡村 英樹

　5人に1人が高齢者（65歳以上）という時代に突入したわが国では、住宅改修のニーズが急激に拡大している。しかし一方で、どこから手をつけ、どのように改修をすればよいかと戸惑う人、または建築知識は勉強したものの、実際の使い方がわからず迷走する人、改修金額の曖昧さに不安ばかりを募らせている人など、住宅改修という複雑な迷路から抜け出せない人（ケアマネ・セラピスト）は多い。

　そこで本書では、住宅改修の最前線に立ち建築士が自ずの豊富な体験をとおして、住宅改修の成功に導く鍵を説く。ただし、住宅改修のノウハウ本ではないので要注意!!ここでは、手すりの取り付け方や図面の読み方を知らなくてもできる「改修のコツ」、気難しいと思われる建築職とのコミュニケーションの取り方、よい業者の見分け方など、今日からの実践で役立つ「目からウロコ」なアプローチが盛りだくさん。

　住宅改修に悩めるOT、PT、ケアマネジャー、さらには住宅改修関係者にとっても、期待を裏切らない必携の書である。

■ 主な内容 ■

第1章　環境整備 ～成功へのアプローチ
1. 家に帰ろう
2. その人らしく生きることの支援
3. ニーズを知る
4. ネットワークをつくる
5. 成功と失敗の分かれ目
6. 生活の中で気づくこと

第2章　ケースから得られるヒント
1. 環境整備で得られた喜び
2. こんなニーズもある
3. アプローチのヒント

第3章　建築という専門職について
1. 言葉の壁, 心の壁
2. 指示どおりに付かない手すり, なぜ?
3. 建築業の本質
4. 見積書とは何か
5. コミュニケーションのコツ

第4章　環境整備に関する素朴な疑問 ～一問一答
1. 建築がもっと知りたい!
2. うまくいかないのは, なぜ?
3. プランニングの悩み
4. 建築業に関する疑問
5. 解決には必ず選択肢がある

＜ コラム　作業療法士の目線 ＞
① いつの間にか, 使っている手すり
② バルコニーで洗濯物を干したい
③ 手すりを提案しても「NO」といわれてしまった! さぁ, どうする?
④ あなたは自分の入浴動作を人に説明できますか?
⑤ 老人クラブで, リフト体験

●定価3,360円（本体3,200円+税5％）B5変型 頁220 2007年 ISBN 978-4-89590-288-5

お求めの三輪書店の出版物が小売書店にない場合は, その書店にご注文ください. お急ぎの場合は直接小社へ.

〒113-0033
東京都文京区本郷6-17-9 本郷綱ビル

三輪書店

編集☎03-3816-7796　FAX 03-3816-7756
販売☎03-3831-3063　FAX 03-3816-8762
ホームページ：http://www.miwapubl.com